Todos os direitos reservados.
Copyright © 2019 by Vital Editora

Direção editorial
Silvia Vasconcelos
Produção editorial
Equipe Vital Editora
Preparação
Juliana Santoros Miranda
Revisão
Fernanda Rizzo
Diagramação
Marina Reinhold Timm
Capa
Lumiar Design

TEXTO DE ACORDO COM AS NORMAS DO
NOVO ACORDO ORTOGRÁFICO
DA LÍNGUA PORTUGUESA
(DECRETO LEGISLATIVO Nº 54, DE 1995)

Vetores
Freepik

Dados Internacionais de Catalogação na Publicação (CIP) de acordo com ISBD

W143s   Waisman, Dr. Jacques

        Start: você é o autor de sua história / Dr. Jacques Waisman. - Cotia, SP : Vital Editora, 2019.
        160 p. ; 16cm x 23cm.

        Inclui bibliografia.
        ISBN: 978-65-80489-14-5

        1. Medicina. 2. Prevenção. 3. Saúde. 4. Longevidade. 5. Hábitos. I. Título.

2019-2255
                                         CDD 614
                                         CDU 61

Elaborado por Odilio Hilario Moreira Junior - CRB-8/9410

Índice para catálogo sistemático:
1. Medicina preventiva 614
2. Medicina 61

IMPRESSO NO BRASIL
PRINTED IN BRAZIL
DIREITOS CEDIDOS PARA ESTA EDIÇÃO À
VITAL EDITORA
RODOVIA RAPOSO TAVARES, KM 22
CEP: 06709015 – LAGEADINHO – COTIA – SP
TEL. (11) 4612-6404

WWW.VITALEDITORA.COM.BR

Dr. Jacques Waisman

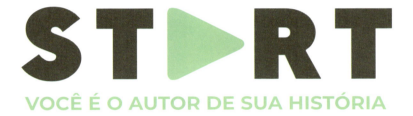

START
VOCÊ É O AUTOR DE SUA HISTÓRIA

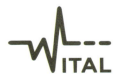

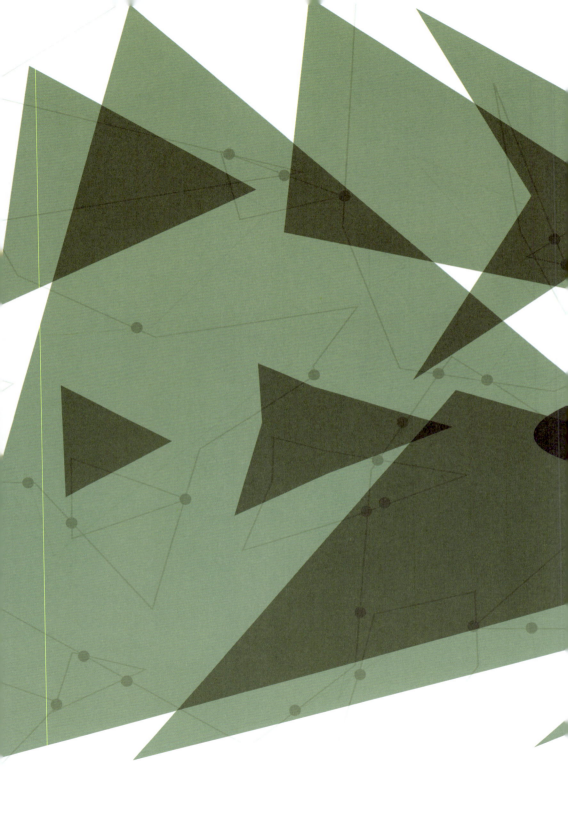

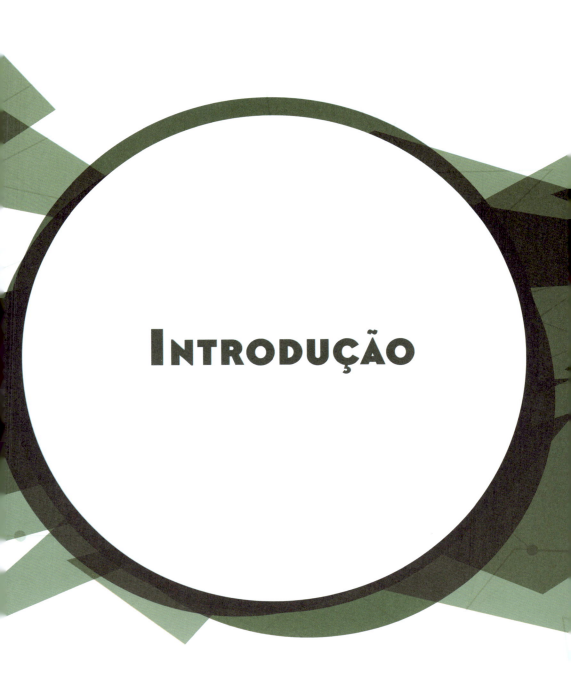

Introdução

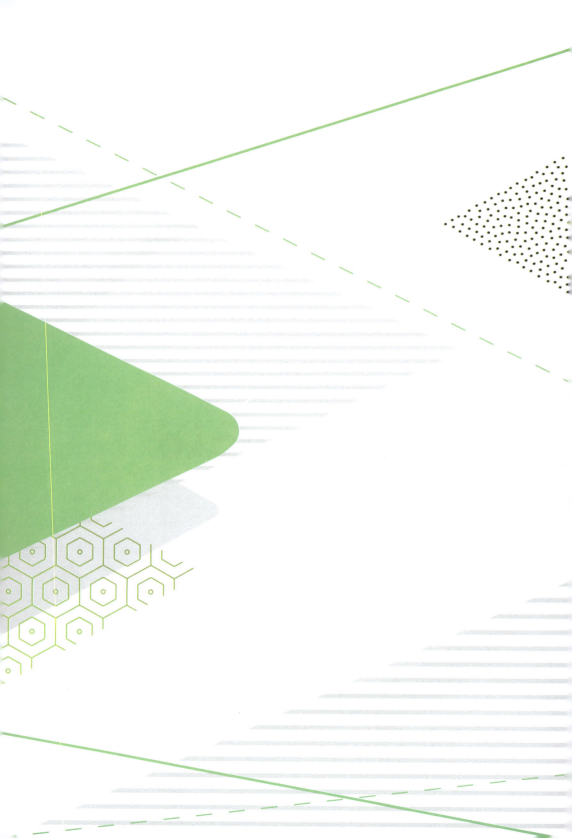

O que te move?

O que te faz se levantar todos os dias pela manhã e seguir em frente? Esse espírito que te move, que me move, eu chamo de "propósito". Quando encontramos o nosso propósito, a vida fica mais leve, mais feliz.

Para mim, acredito que nenhum de nós está no mundo apenas de passagem, creio que viemos para somar com nossas atitudes e habilidades e, assim, fazer a diferença, transformando com nossas ações o ambiente em que estamos inseridos, seja em casa com a família, seja no trabalho, com os amigos, ou até mesmo com um simples gesto como acenar com um leve cumprimento ao cruzar com pessoas desconhecidas.

Saber que você pode fazer um bem por menor e mais simples que seja a qualquer um, é muito gratificante. É esse o propósito que, inclusive, me moveu a escrever este livro de ideias simples e objetivas para você.

Se tem uma coisa que aprendi nesses quase 30 anos de medicina é que para cuidarmos do outro, precisamos

primeiro estar bem conosco. Sabem aquela instrução que é dada antes de um avião decolar? Recomendam-nos colocar a máscara de oxigênio, em caso de alguma emergência, primeiro em nós e, depois, em nossos filhos ou em quem estiver ao nosso lado. Em primeira instância pode soar "egoísta", não é mesmo? Mas se paramos para pensar, compreenderemos que se não estivermos com o equipamento para nos manter respirando, como seremos capazes de ajudar o outro? Da mesma maneira, como médico, descobri que para cuidar, eu precisava estar "me cuidando".

E não pense que foi fácil alcançar a saúde e a qualidade de vida que tenho hoje. Não apenas física, mas mental e espiritualmente. Já tive sobrepeso, fui estressado ao extremo, o que me levou a ter sérios problemas na minha saúde, como hipertensão arterial, pneumonia e uma meningite que culminou em uma hospitalização. Aliás, não foi por acaso que passei por tudo isso, pois foi daí que despertei para uma nova vida com novos e bons hábitos.

A famosa desculpa

"não tenho tempo para nada"

estava me cobrando um preço alto demais: a perda da minha saúde. Quem me conhece e me acompanha atualmente nas redes sociais, me vê fazendo exercícios diariamente, comendo alimentos saudáveis, ou com a minha família e amigos, não imagina que essa não era minha rotina, mas sim a minha exceção.

Foi preciso tomar decisões, fazer escolhas. E só assim pude compreender após a minha virada de 180 graus qual era meu verdadeiro propósito. Quero te convidar a voltar agora no tempo comigo e, assim, entender como tudo começou.

VAMOS JUNTOS?

Nasci em 27 de abril de 1967, no bairro de Botafogo, no Rio de Janeiro. Fui criado em Laranjeiras, um bairro bem próximo de Botafogo. Tenho um irmão, e duas irmãs de casamentos anteriores de meus pais, com uma grande diferença de idade em relação a mim. Sou de origem judaica. Meu pai era médico e minha mãe é professora. Até os 14 anos de idade estudei em uma escola judaica. Tive uma infância simples, mas livre, ativa! Gostava muito de jogar bola na rua, como todo menino, o que fazia todos os dias depois da escola, e todo fim de semana quando ia à praia, como todo carioca. Tinha muitos amigos e sempre que possível estava na casa deles. Era um garoto que gostava de coisas simples, tinha uma ótima saúde e era muito integrado socialmente.

Quando criança, lembro que meu pai gostava muito de acampar. Íamos para um acampamento de amigos dele no estado do Rio de janeiro, num lugar chamado "Araras", perto de Petrópolis e Itaipava, quase todo fim de semana. Fui criado nessa época em um ambiente de mato, riacho, de muita floresta. Mas, aos 8 anos de idade, meu pai comprou um pequeno apartamento em Cabo Frio, região dos lagos, e substituímos os fins de semana saindo do campo para a praia. Passávamos todas as minhas férias lá, eram dias de muita praia, passeios longos de bicicleta e surf, diariamente, uma vida saudável e tranquila.

Daí, aos 15 anos, no auge dos problemas de uma típica adolescência carioca da época, resolvi morar sozinho em Cabo Frio e terminar o ensino médio naquele local, onde permaneci até fazer 17 anos. **Foi uma fase de um rápido amadurecimento pessoal, em um período intenso de vida**, mas ingênuo e romântico, compatível com a minha geração dos anos de 1980. Então, aos 17 anos, concluí o ensino médio e resolvi voltar para o Rio de Janeiro, meio sem saber o que fazer. Aos 18 anos, fui trabalhar em um grande shopping durante meio período, vendendo, inicialmente, comidas saudáveis em um quiosque. Depois, passei a vender roupas sociais em uma loja. Ao todo trabalhei durante quase um ano, mas ainda não tinha definido meu propósito. Apenas sentia que minha vida não podia ser somente aquilo.

Aos 18 anos, iniciei meu interesse em medicina, no ano de 1985, enquanto fazia um cursinho pré-vestibular especificamente para a área de humanas. Antes disso, de um jeito muito sincero, não tinha certeza do que queria da vida. Mesmo tendo um pai médico como referência, meu interesse apenas foi despertado durante o curso, em uma conversa insistentemente despretensiosa com amigos que já tinham escolhido cursar medicina.

Quanto mais eles falavam, mais eu me identificava com a forma natural, simples e sincera que eles tinham de querer de alguma forma ajudar o próximo. Assim, decidi por medicina e prestei vestibular em 1986 e, em 1987, já estava na faculdade. Estudei no interior do Rio de Janeiro com a intenção de me distanciar dos meus grupos de amigos da época, que gostavam muito da vida noturna e não tinham regras, como eu, e a companhia deles, com certeza, ia me atrapalhar muito nos estudos.

No quarto ano de faculdade, empolgadíssimo com a profissão, decidi estagiar em grandes serviços do Rio de Janeiro: centro de queimados do Hospital do Andaraí; emergências e Unidade de Terapia Intensiva de grande porte, como a do Hospital Souza Aguiar; Unidade de cuidados coronarianos do Hospital Salgado Filho e, finalmente, depois de toda essa peregrinação, comecei a me identificar e me interessar mais especificamente pela área de UTI, tendo sido estagiário na UTI do Instituto Nacional do Câncer (INCA), o qual foi o mais longo período de estágio de todos, praticamente 18 meses. Nessa época, tive muito contato com médicos pneumologistas que eram a maioria dos plantonistas dessa UTI na época e, naturalmente, acabei decidindo me especializar em pneumologia associada à terapia intensiva.

Formei-me em 1993 e, em 1994, entrei para as fileiras da Força Aérea Brasileira (FAB) como médico militar. Fui diretamente escalado para trabalhar na maior UTI militar do Rio de Janeiro, no Hospital da Força Aérea do Galeão, onde conciliei a residência médica em clínica médica por dois anos e, paralelamente, fiz especialização em pneumologia na Universidade Federal Fluminense, tendo concluído as duas em 1996.

E, então, após 5 anos de muito trabalho como médico diarista e plantonista dessa enorme UTI, fui transferido para Recife em 1999, para criar um serviço de UTI no Hospital de Aeronáutica de Recife, que até então funcionava precariamente e tinha uma enorme demanda. Nunca tinha estado em Recife antes.

Trabalhei em diversas UTIs locais como plantonista, de domingo a domingo, com uma carga horária insana, como geralmente todo médico faz até conseguir o título de especialista em UTI e chegar à chefia de uma UTI de grande porte. Paralelamente, também assumi a chefia da emergência do mesmo hospital. Chefiava uma grande equipe de médicos (tarefa das mais difíceis, para quem conhece as características dessa classe profissional) e, além disso, nos poucos horários disponíveis com tamanha carga horária comprometida, fazia consultório de pneumologia e clínica médica.

Ou seja, tinha compromissos diários com a Força Aérea como chefe, diarista e plantonista da UTI, além das obrigações militares. Fazia plantões na rede privada de hospitais, chefiava outra UTI e emergência na cidade, coordenava um grupo grande de médicos e ainda atendia em consultório; minha saúde vivia na faixa vermelha do limite com a doença; tinha pouquíssimo tempo para cuidar de mim.

Sempre me achei um médico que podia encarar todos os desafios da profissão e que gostava de tratar das doenças mais complicadas e dos pacientes mais graves que, geralmente, compõem um ambiente de emergência ou de uma UTI.

Gostava de conduzir os casos mais difíceis, porque o risco e o aprendizado eram maiores.

Sempre gostei muito de fisiologia, cheguei a ser monitor dessa área na faculdade, dando aula para os alunos mais novos. Nunca parei de estudar essa matéria básica da medicina e mal sabia que já estava dando os primeiros passos na área de medicina preventiva com o estudo intenso da fisiologia humana.

Fiz minha formação como clínico-geral, porque a clínica médica é considerada uma das áreas bases da medicina, uma vez que engloba o conteúdo das diversas especialidades médicas, e esse é justamente um dos principais pontos de eu ter escolhido essa especialidade no início da minha carreira: você acaba sempre estudando muito, praticando muito e sabendo medicina de forma global.

O ponto forte dessa especialidade são os desafios dos diagnósticos: os pacientes se apresentam com um conjunto de sinais e sintomas e é o clínico, na maior parte das vezes, o grande responsável pela investigação inicial e posterior encaminhamento, se necessário. Apesar das superespecializações na medicina atual, a eficiente e eficaz clínica médica continua indispensável.

Ufa! Se você me acompanhou até aqui, talvez possa ter noção da dimensão daquilo que eu estava vivenciando. E, nessa equação o "Jacques Waisman" começou a ficar ofuscado pelo "Dr. Waisman".

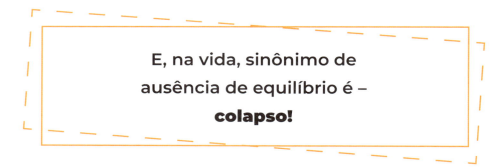

E, na vida, sinônimo de ausência de equilíbrio é – **colapso!**

Como disse, faltava tempo. Tempo para mim. Aliás, uma das mais graves características inerentes à profissão de médico é a ausência de tempo para se cuidar. Médico não tem tempo para nada, a não ser para a profissão. São horas de plantões, de centro cirúrgico, de vistas médicas hospitalares, consultórios e estudos.

A realidade do médico pode ser muito dura se ele não compreender que o principal ativo que ele tem é aquele ao qual ele se dedica a promover: **A SAÚDE**! Soa contraditório, não é mesmo? Aquele que dedica a vida cuidando da saúde alheia pode estar, muitas vezes, mais doente que seus pacientes.

Assim, fui observando que muitos colegas não faziam atividades físicas; se alimentavam muito mal, às vezes, por comodidade, eram atendidos por colegas nos corredores dos hospitais ou se automedicavam; estavam hipertensos, diabéticos, obesos, fadigados e extremamente estressados. E eu... era um misto de tudo isso e mais um pouco.

Segundo uma pesquisa realizada pela Great American Physician Survey, 71% dos médicos responderam que não tinham tempo para si mesmos. Então, quem não tem tempo para sua saúde vai ter de arrumar tempo para sua doença, não é mesmo?

Quando me vi dentro desse círculo vicioso, sendo internado por uma meningite, hipertenso, sempre cansado, com um sono de má qualidade, com sobrepeso, sem ter tempo para mim e para minha família... Comecei a reavaliar minhas prioridades e o significado da minha vida. Tomei uma decisão e fiz escolhas. Dei um giro de 180 graus na minha vida e me reinventei como médico, pedi a saída das Forças Armadas, já era major e deixei gradativamente os meus outros vínculos profissionais, chefias etc. Inclusive, o meu já consolidado consultório em pneumologia. Mudei gradativamente de especialidade, fiz novos cursos de pós-graduação, cursos de extensão, horas e mais horas de dedicação a uma nova área da medicina. Assim, o Dr. Jacques Waisman se reinventava e surgia o "Dr. Waisman", pessoa e médico, e é assim dado o "**START**" para uma nova vida pessoal e profissional.

Por tudo isso, quando digo a você que devemos acreditar, encontrar um propósito e ter atitude e coragem para transformar o colapso em força para mudar nossa história, é porque vivi essa realidade nua e crua.

Aprendi que

É PRECISO MUDAR NOSSA MENTE PARA MUDAR NOSSO CORPO!

Nosso mindset, a saúde física, mental e espiritual andam juntas, integradas, sempre! Melhorar meus hábitos foi uma consequência de um processo que começou do fundo do poço, literalmente, nasceu de uma mente inquieta e de um coração infeliz e cansado; tudo isso me levou a tomar uma atitude de grandes mudanças. Portanto, se um dos propósitos de você ter adquirido este livro é ter uma vida mais saudável, te indico com toda certeza que primeiro reavalie o que é mais importante para você. Recondicione sua mente, motive-se, crie novos hábitos de vida, como se alimentar saudavelmente e praticar exercícios, mas não por alguns dias apenas, crie o comportamento como rotina, até virar hábito. Assim como aprender a dirigir, a tarefa poderá ser quase dificílima a princípio, mas tudo é questão de hábito.

Sucesso é ser feliz profissional e pessoalmente. Cuidar-se é sobre ter saúde e equilíbrio físico e mental.

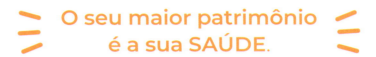

O seu maior patrimônio é a sua SAÚDE.

Viva com mais qualidade. Faça seus exames de rotina. Mantenha um acompanhamento médico, pratique exercícios, tome água, tenha uma alimentação saudável e equilibrada, cultive bons relacionamentos, durma bem, tenha metas e sonhos e, sobretudo, cuide da sua saúde mental.

Simplifique sua experiência de vida. Faça uma pequena pausa diária e pergunte-se se você está fazendo por si mesmo o melhor que pode fazer. Seja sempre sua melhor versão como ser humano.

Acredite: seja o seu maior incentivador e admirador, melhore a sua autoestima e o seu amor-próprio. A resposta virá quando você tiver a certeza de estar cuidando muito bem da pessoa mais importante do mundo: você.

Nas próximas páginas quero te dar ferramentas para você dar esse "START" hoje mesmo no seu processo de mudança e, assim, alcançar saúde, qualidade de vida e uma existência mais leve e livre!

Cuide-se bem!

Dr. Jacques Waisman

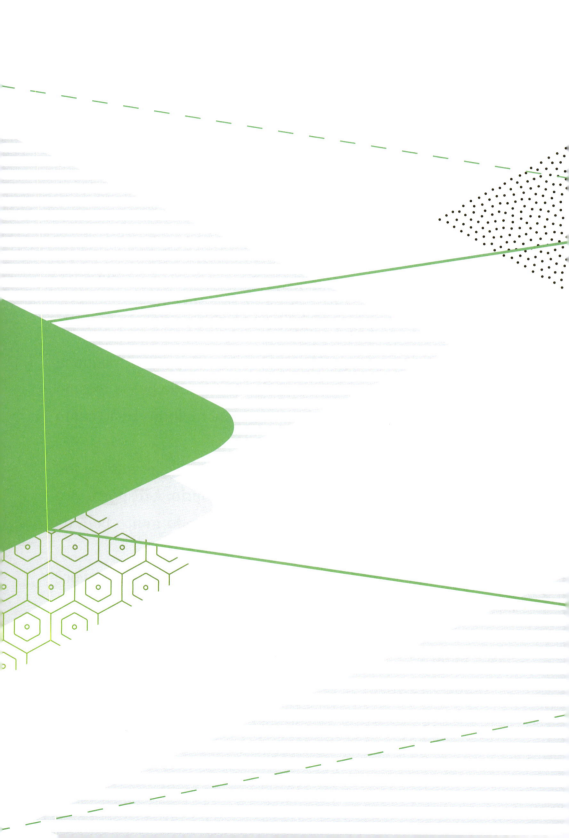

As nossas crenças se
transformam em pensamentos.
Nossos pensamentos se
transformam em palavras.
Nossas palavras se tornam ações.
Nossas ações se tornam hábitos.
Nossos hábitos se tornam valores.
E os nossos valores
revelam o nosso destino.

Gandhi

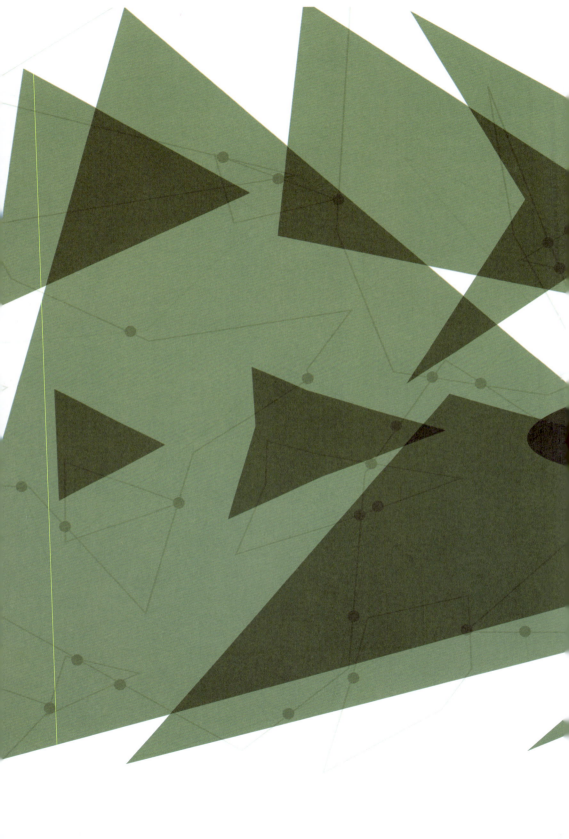

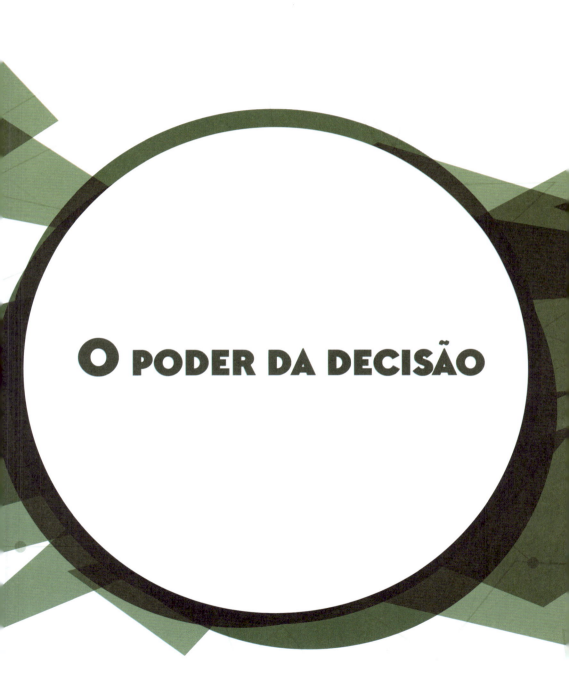
O PODER DA DECISÃO

Eu não sei o que quero ser,
mas sei muito bem o
que não quero me tornar.

**Friedrich
Nietzsche**

Você se lembra da última decisão que tomou?

Para qual direção ela te conduziu? Quais foram os resultados? De que maneira isso te impactou?

Por dia, estima-se que um indivíduo adulto tome 35 mil decisões – o que dá quase duas por segundo. Cada uma delas, da mais simples à mais complexa, poderá impactar positiva ou negativamente seu existir. Mesmo sendo essencial para a sobrevivência de cada um, escolher nem sempre é algo que fazemos com consciência. Vou repetir: "Consciência". Ou seja, aquilo que escolhemos bem, nasce primeiro na mente.

Há uma reflexão de Lao Tsú, filósofo e escritor chinês conhecido por fundar o taoísmo, que diz: "uma jornada de mil milhas começa com um único passo". Se você parar para analisar essa mensagem profundamente, talvez, assim como eu, perceba que há uma etapa antes de dar esse "passo" inicial.

Sabem qual é?

23

Assim como os processos que nos permitem aprender a dirigir de maneira "automatizada", orgânica, o **"START"** que precisamos para dar o "primeiro passo" começa na nossa mente. Nasce de uma decisão. E toda decisão é precedida de uma escolha.

Costumo ter como lema que para mudar nosso destino é preciso começar a mudar nossa mente.

> **O QUE PENSAMOS
> É A BÚSSOLA QUE IRÁ
> GUIAR NOSSO CAMINHO
> E INDICAR A DIREÇÃO.**

O que isso tem a ver com sua saúde? Eu te digo: tudo! Todos os dias, ao acordar, somos convidados a tomar decisões. Você poderia ficar na cama, dormindo, se pudesse ou quisesse? Mas aí você certamente pensa no que tem a fazer e, com base em seus objetivos e necessidades, toma a decisão de se levantar e fazer o seu dia acontecer.

O contrário de tomar decisões é a "desgovernança". Já ouviu falar nessa palavra? Se não, eis que lhe apresento um bom termo para nomear a "desordem" que pode se estabelecer em sua vida, quando você não faz uso de seu poder de decisão. E, atenção, meu caro amigo motorista da vida: quando decidir seguir por qualquer via da estrada, automaticamente, estará eliminando o que o aguardava no outro caminho preterido.

Já viu um carro desgovernado? Sem direção, ele pode causar acidentes e impactar negativamente na vida do motorista e das pessoas. Estão compreendendo o valor que há em assumirmos o "volante da direção" de nossa história?

Gosto dessa analogia quando pensamos sobre a nossa saúde. Nascemos cada um com uma carga genética – que pode representar uma probabilidade de desenvolver doenças, como obesidade, câncer, demências e tantas outras. Estudos mostram, inclusive, que cerca de 30% do risco de comprometer nossa saúde ao longo da vida pode estar ligado aos nossos genes. Agora, e os outros 70%? De onde vem? Querem saber? Arriscam algum palpite?

Se você pensou em "escolhas" – está correto! Aquilo que você define como hábito de vida, determina seu comportamento. Esse, por sua vez, pode ou não acionar os genes de doenças.

> **"Tudo bem, Dr., já compreendi que o que eu defino para mim irá influenciar na minha saúde e qualidade de vida. Mas como faço para tomar a decisão certa para minha saúde?"**

Na minha prática médica diária, aprendi com meus pacientes que um dos principais fatores críticos em um processo de mudança rumo a uma vida mais saudável e um envelhecimento mais ativo, consiste exatamente no fato de que as pessoas simplesmente não sabem como escolher. Aliás, deixe-me melhorar essa afirmativa: muitas delas – e esse talvez seja exatamente seu caso – jamais aprenderam como fazer boas opções para si.

Responder a esse questionamento e ensinar as pessoas a usufruírem de seu "livre-arbítrio" foi, inclusive, uma das minhas maiores motivações para escrever este livro. Um dia, eu tive esse "**START**" e isso me motivou a fazer da minha nova abordagem profissional em medicina uma ferramenta para ajudar as pessoas a endireitarem sua rota em direção a uma vida saudável.

Precisamos de coordenadas específicas para melhorar o desempenho de nosso organismo e atingir nosso potencial – vivendo e envelhecendo com saúde e qualidade de vida. Cada um merece (e deve) ter bem definido o "norte" para onde deve direcionar sua bússola.

Uma bússola para cada ser humano

Vamos falar de "bússola".

Esse instrumento, tão essencial, sobretudo na navegação, é o responsável pelo comandante de um navio escolher a rota que irá possibilitar que ele chegue ao seu destino.

Antes de ele lançar o barco em alto-mar, primeiramente, é preciso que tenha em mãos o mapa com a rota que terá pela frente e, então, pegar o seu guia – a bússola.

Pergunto a você:

Uma bússola opera sozinha?
Não.

O que é preciso para ela desempenhar seu papel? Que você tenha conhecimento de qual é o norte – o seu norte – ou seja, seu propósito!

Na medicina do estilo de vida ou preventiva (que é a que exerço), também temos essa "bússola". E ela é guiada pelo próprio ser humano. Para ajudarmos a direcionar os passos de uma pessoa precisamos conhecer suas metas – ou seja, aonde ela quer chegar. Ou melhor: o que ela pode – e deve – alcançar. Precisamos analisar seu "mapa", o que quer dizer, conhecer ao máximo as especificidades de seu organismo como um todo: corpo, mente e espírito.

A partir daí, conseguiremos contribuir para traçar a melhor rota para ela, lançando mão de uma tripulação de peso: alimentação saudável, atividade física, melhora do sono, controle do estresse e espiritualidade. Esses itens, que chamo de

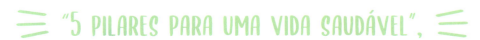
"5 PILARES PARA UMA VIDA SAUDÁVEL",

são os que precisamos seguir para nortear nossas escolhas e, assim, alcançarmos nosso ancoradouro, nosso porto seguro: qualidade de vida e saúde para envelhecer com dignidade, autonomia e independência

Se você está se perguntando quem pilota todo esse processo, eu lhe respondo: a sua mente. É ela o motorista do seu carro, o comandante de seu navio. Não à toa, o cérebro é considerado o órgão mais complexo que a pessoa tem.

Desde que nascemos, e com o passar dos anos, vamos condicionando nossa mente a ativar gatilhos que influenciaram todas as nossas decisões por cores, por roupas, pela comida, para sermos sedentários ou gostarmos de nos exercitar etc. É também na mente que nascem nossas compulsões, que podem nos levar a doenças. É ela a "gênese", a chave que dá a partida, o **"START"** para seguirmos na direção que nos levará a uma estrada segura ou a um desfiladeiro.

E aí? Para onde sua mente tem lhe conduzido?

Cérebro e escolhas:
como transformar essa parceria a seu favor?

Existem vários fatores importantes que influenciam a tomada de decisão. Seja tomar um café com ou sem açúcar, a blusa que você pega no armário para vestir pela manhã, comer ou não comer quando está ansioso, faltar ou ir à academia quando se sente cansado. E, por aí vai! Infinitas são as possibilidades! Assim, talvez fique mais claro e próximo de nós o que mencionei no início deste capítulo:

> **nós, adultos, podemos tomar quase 2 decisões por segundo durante as 24 horas do dia. É muita responsabilidade!**

Lembram do carro? De aprender a dirigir? Parece muito a fazer, mas quando pegamos o jeito e exercitamos, o processo fica "automático" e nossas escolhas são condicionadas a nosso favor!

Estas incluem experiências passadas, aspectos cognitivos (memória, aprendizagem, linguagem etc.), comprometimento e resultados (análise de risco x benefício) e especificidades individuais – idade e *status* socioeconômico e, também, visão de mundo, valores e fé/crenças.

Tudo isso pode afetar o processo de tomada de decisão.

Nossas preferências e nossos comportamentos são registrados por nossa mente e influenciam em nossas escolhas – as racionais e as emocionais.

Referências

Jennifer Kearney-Strouse. Genes, environment hold the keys to healthy aging. An Interview with Prof. Thomas Pers. *ACP Internist*. Disponível em <https://acpinternist.org/archives/2017/05/agingQA.htm>

Michael Smith. Study Explores Genetics of Extreme Longevity. *MedPage Today*. July 1, 2010. Disponível em <https://www.medpagetoday.org/primarycare/geriatrics/20997?vpass=1>

Nicholette Zeliadt. Live Long and Proper: Genetic Factors Associated with Increased Longevity Identified. July 1, 2010. *Scientific American*. Disponível em <https://www.scientificamerican.com/article/genetic-factors-associated-with-increased-longevity-identified/>

Passarino G, De Rango F, Montesanto A. Human longevity: Genetics or Lifestyle? It takes two to tango. *Immun Ageing*. 2016; 13:12. Published 2016 Apr 5. doi:10.1186/s12979-016-0066-z

Sebastiani P, *et al* "Genetic signatures of exceptional longevity in humans" *Science 2010*; DOI: 10.1126/science.1190532.

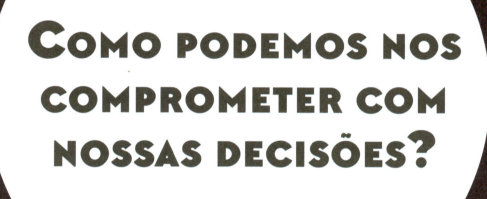
Como podemos nos comprometer com nossas decisões?

Quando as pessoas acreditam
no que decidem, são mais
propensas a tomar uma decisão.
Por isso, quando me perguntam
o que eu "tomo" para ser saudável,
eu sempre digo: **DECISÕES**!
Esse é meu lema!"

Análises comportamentais nos ensinam que nosso compromisso com determinada atividade é fortalecido quando anotamos nossa intenção. Sabem aquela lista de tudo que você faz (ou deveria) fazer em seu trabalho? Da mesma maneira que você anota o que tem para desenvolver no dia, elas devem estar alinhadas com seu propósito de vida – e quando falo "vida", falo de "vida com qualidade".

Apresento 5 etapas para ajudar você a fazer valer todo o potencial que há em seu poder de decisão:

1. Defina o que você quer/qual seu norte;
2. Identifique alternativas/caminhos;
3. Elimine obstáculos;
4. Tome uma atitude;
5. Foque em sua força de vontade.

Lembre-se: as escolhas são suas e, consequentemente, o resultado também! Portanto, antes de prosseguirmos, te convido a analisar sua rota até aqui, até esta página. Reflita comigo: Você tem se cuidado? O que tem feito de seu poder de escolha? Você tem sido bom para sua saúde? Faz *check-up* semestral ou anual? Começou alguma atividade física? Melhorou sua alimentação? Reservou algum tempo para você?

SUA SAÚDE É SUA RESPONSABILIDADE.

Se não, não desista, ainda dá tempo! Só de ter escolhido este livro, já é sinal de que sua bússola está apontando para um novo norte! Espero que o que verá nas próximas páginas e capítulos te ajude ainda mais a percorrer uma nova estrada saudável!

O que apresento a você é para te estimular a usar sua liberdade de escolha para o seu bem e dar o **"START"** que você precisa para mudar sua vida.

Portanto, faça as mudanças necessárias! E não hesite em procurar suporte profissional, se necessário.

Tenha sempre em mente que você é o responsável por sua saúde, e busque sempre sua melhor versão!

Como diz o autor e palestrante norte-americano, reconhecido como referência em liderança, John C. Maxwell:

"a vida é uma questão de escolhas, e cada escolha que você faz, faz você".

Referências

Avinash R. Vaidya; Lesley K. Fellows. Testing necessary regional frontal contributions to value assessment and fixation-based updating. *Nature Communications*, 2015; 6:10120. Doi: 10.1038/ncomms10120. Disponível em: https://www.nature.com/articles/ncomms10120. Acesso em: 23 out. 2019.

Abraham, C.; Sheeran, P. (2003). Acting on intentions: the role of anticipated regret. *British Journal of Social Psychology*, 42, 495-511.

Joel Hoomans. 35,000 *Decisions*: the great choices of strategic leaders. 20 mar. 2015. Disponível em: https://go.roberts.edu/leadingedge/ the-great-choices-of-strategic-leaders. Acesso em: 23 out. 2019.

Jullisson, E. A.; Karlsson, N.; Garling, T. (2005). Weighing the past and the future in decision making. *European Journal of Cognitive Psychology*. 17(4), 561-575. Doi: 10.1080/09541440440000159.

Katharina Voigt; Carsten Murawski; Sebastian Speer; Stefan Bode. Hard Decisions Shape the Neural Coding of Preferences. *Journal of Neuroscience,* 23 jan. 2019, 39 (4) 718-726. Doi: 10.1523/ JNEUROSCI.1681-18.2018. Disponível em: http://www.jneurosci.org/ content/39/4/718. Acesso em: 23 out. 2019.

Wansink, B.; Sobal, J. (2007). Mindless eating: the 200 daily food decisions we overlook. *Environment and Behavior*. 39(1),106-123. Disponível em: https://doi.org/10.1177/0013916506295573. Acesso em: 23 out. 2019. Disponível em: https://journals.sagepub.com/doi/ abs/10.1177/0013916506295573#articleCitationDownloadContainer. Acesso em: 23 out. 2019.

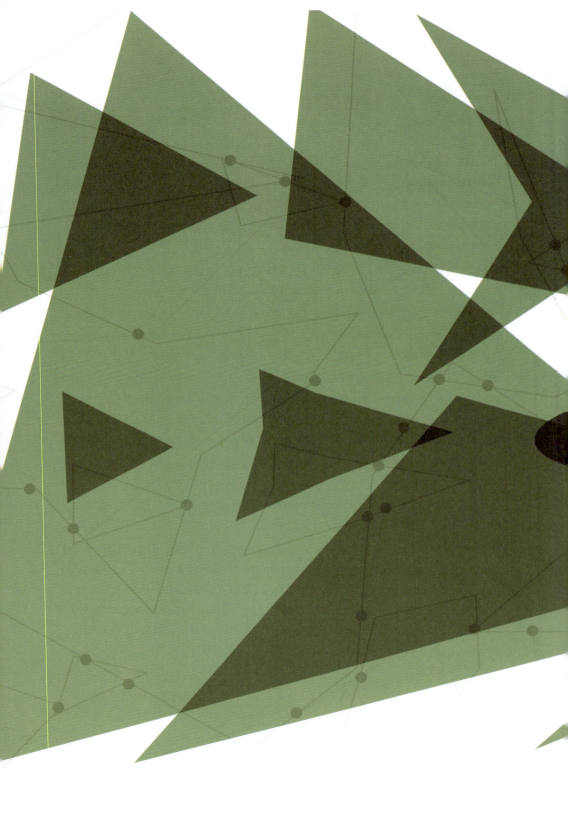

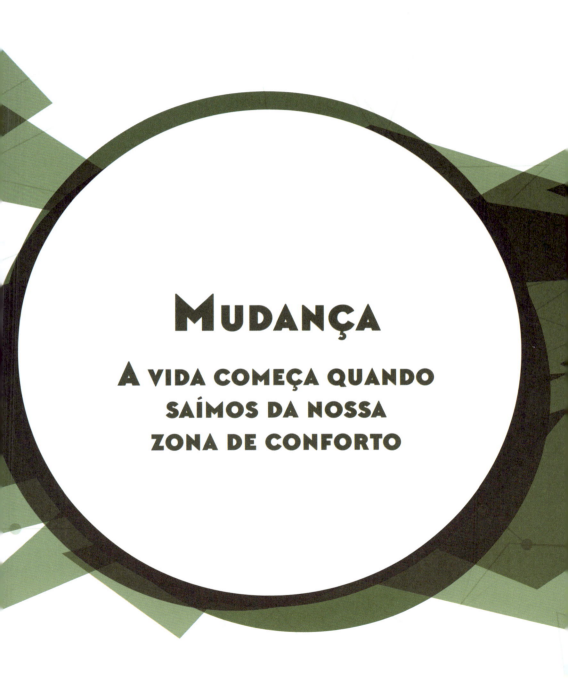

Toda reforma interior
e toda mudança para melhor
dependem exclusivamente
da aplicação do nosso
próprio esforço.

**Immanuel
Kant**

Sabe qual é a chave para uma mudança acontecer?

Querer.

E, para isso, é preciso conscientização e esforço. Conscientização, para identificar o que você precisa e pode mudar. Esforço, para fazer o que for necessário para que isso aconteça.

Agora, por onde se deve começar? Eu te conto:

saindo da sua zona de conforto.

Esse é o princípio. Romper com velhos hábitos, vencer medos, lançar-se de corpo, mente e alma para o novo, significa deixar o lugar de espectador de sua história e assumir a autoria de sua própria história.

Entenda: Não crescemos enquanto estamos em nossa zona de conforto. Pelo contrário, é quando saímos dela que a nossa mudança e evolução começam.

Às vezes, estamos tão absorvidos em nossa "zona de conforto", que nem nos damos conta de que estamos nela. É como uma pessoa que costuma comer alimentos *fast-food*, ultraprocessados, cheios de químicas e ingredientes – como gorduras trans – que nada agregam ao seu organismo, "apenas" por serem práticos, rápidos – e, até mesmo por não saber preparar uma refeição.

Um cenário que é um prato cheio para gerar uma zona de conforto:

> une-se o útil ao agradável,
> verdadeira ilusão e,
> quando menos se espera,
> **lá está você**
> preso em um comportamento
> que custará a perda da sua saúde.

Ao fazer uma análise do seu estilo de vida, você se consideraria uma pessoa saudável? Quantas vezes por semana você se exercita? Qual é sua alimentação diária? Você bebe bastante água? Trabalha muito, pouco, trabalha no que gosta? Vive muito estressado? Dorme mal? Tem tempo para você?

A vida moderna, repleta de compromissos, obrigações, desejos de consumo, trabalho, com longas jornadas, poucas horas de lazer, trânsito e lixo alimentar podem estar te matando e, o pior, você pode não estar se dando conta.

Se você está na casa dos 40-50 anos de idade, sabe bem do que estou falando. Não à toa, temos uma epidemia de doenças cardiovasculares, de obesidade, diabetes e câncer. Nunca ouvimos tanto falar sobre doenças do comportamento, como depressão, síndrome do pânico etc., doenças já consideradas como o mal do século e que, provavelmente, se tornarão a segunda maior causa de mortalidade depois das doenças cardiovasculares, tudo resultado direto dessa vida insana em que vivemos.

As facilidades da vida moderna, se não tomarmos cuidado, podem ser excelentes tijolos para construirmos nossas zonas de conforto. Graças aos avanços tecnológicos – que claro, são sempre práticos – passamos mais tempo "parados" (literalmente) junto a aparelhos eletrônicos do que nos movimentando. Resultado: sedentarismo, desânimo, dores e incapacidades.

Será que se há 30 anos soubéssemos o que conhecemos agora sobre nossos hábitos e a importância de nossas escolhas teriam havido tantas pessoas "presas" nessas zonas de conforto criadas para "facilitar a nossa vida" e que acabam por serem fatores facilitadores da perda da saúde? Acredito que não.

Se esse é o seu caso, se você se deixou sucumbir e hoje sente que está preso nessa zona de conforto, ou se conhece alguém nessa circunstância, quero te dizer que há solução. Sempre há! E ela está exatamente no "querer mudar".

Estabilidade x Mudança

Como fazer para que o caminho da mudança não se torne mais um daqueles desejos de Ano-Novo que todos os anos acabam se repetindo? Por que você não consegue concretizá-los?

A estabilidade é inimiga da mudança. E isso não é achismo, mas ciência. Um estudo da Universidade de Yale apontou, inclusive, que ela pode prejudicar a habilidade de aprender que, por sua vez, pode comprometer a capacidade do cérebro. Nossa mente se adapta ao ambiente em que está inserida, portanto, quanto mais ferramentas promotoras de qualidade de vida apresentarmos em termos de dinâmica, mais ela será ativada em prol de nossa saúde.

Quanto tempo será que levamos para transformarmos um hábito?

Acredita-se que pelo menos 21 dias são necessários para criar um novo estilo de vida. Eu recomendo pelo menos 30 dias com foco no propósito: tornar-se a mudança que você deseja ser e viver.

Por tudo isso criei o #Foco30diasDrWaisman. Uma iniciativa que consiste em analisar o que precisa ser ajustado e promover um despertar de consciência para as seguintes áreas da vida: Alimentação, Hidratação, Sono, Exercícios, Mente/ *Mindset*. Falarei sobre elas mais adiante, nos próximos capítulos.

Entretanto, preciso te dizer que 30 dias é o "**START**" para gerar a energia que você precisa para sair da zona de conforto. O que faz da transformação um estilo de vida é a motivação, a regularidade e o hábito. E isso inclui não apenas a sua dedicação, mas também os meios que você se utiliza para alcançar e maximizar os seus resultados.

Essa questão do tempo para efetivar a mudança é controversa, na verdade. Um estudo de pesquisadores da University College of London investigou 96 pessoas para tentar compreender como funciona o processo de formação de um hábito na vida cotidiana.

Assim, os participantes mantiveram a rotina de comer, beber ou realizar suas atividades em um mesmo contexto, dia após dia. Como resultado, verificou-se que

ESSA QUESTÃO DE TEMPO PARA ASSIMILAR A MUDANÇA E AUTOMATIZÁ-LA PODE SER EXTREMAMENTE VARIÁVEL, LEVANDO DE 18 A 254 DIAS.

Fato é que, para fazer diferente, é preciso manutenção e observação constantes. Toda vez que realizamos uma ação pela primeira vez, geralmente nos planejamos para aquilo. Na medida em que os comportamentos se repetem, passamos a realizá-los de maneira "automática". Lembram do que mencionei a vocês sobre mecanismo de aprendizagem para dirigir um carro? Pois é isso!

A repetição de um comportamento cria uma rotina que vai levar a um hábito.

Saindo da zona de conforto

Qual será o segredo para fazer valer a transformação que irá não apenas te tirar da zona de conforto, mas construir uma nova versão de você? Assim como falamos no capítulo anterior, a mente é esse "**START**" que precisamos para tornar essa empreitada sólida e duradoura.

Se você quer mudar, mas ainda se sente desconfortável em abandonar seus "velhos" hábitos, quero que saiba que você não está sozinho. Mudar não é fácil. É desafiador. Envolve o indivíduo em sua integralidade: corpo, mente e alma. Para alguns, é um sacrifício enorme, mas depois que você começa um novo comportamento em direção a uma vida saudável, descobre que não há outra forma de melhorar a autoestima, o autoconhecimento e o equilíbrio metabólico.

Todos os caminhos são feitos de escolhas ou decisões. Se você não eliminar algumas coisas que fazem mal a sua saúde, essas coisas vão eliminar a saúde que há em você.

Eu já passei por isso e posso te dizer que nosso cérebro é elemento fundamental para termos sucesso. Nossa mente se acostuma a determinados comportamentos que praticamos frequentemente, sejam eles bons ou ruins e, por isso, é preciso dar atenção àquilo que pensamos. Nossa mente pode ser nossa maior amiga ou uma forte adversária.

Portanto,

identifique sua motivação,
foque em seu objetivo.
Persista.

Lembre-se de que foram anos na zona de conforto, e mudar não é da noite para o dia. Requer prática e constância.

Nós somos aquilo que fazemos repetidamente. Excelência, então, não é um modo de agir, mas um hábito.

Aristóteles

É recomendadíssimo iniciar um novo comportamento em qualquer idade, independentemente de um histórico anterior de vida sedentária e maus hábitos alimentares, desde que acompanhado por um profissional habilitado para respeitar os limites de cada etapa dessa mudança.

Costumo dizer sempre
que ter qualidade de vida
e boa saúde são termos
indissociáveis.

Eles englobam saúde física, mental e outras questões multifatoriais, como crenças religiosas, educação, trabalho, relacionamentos sociais e bem-estar familiar.

Assim, ter qualidade de vida não está diretamente ligado a gozar de boa saúde física, visto que essa condição está sob a influência de vários fatores. Antes de mais nada é preciso, como diria a canção, "**ter fé na vida**". Acreditar no futuro e ter a positividade à flor da pele. Exercícios, meditação, às vezes terapia e amigos são sempre bem-vindos para dar a força que você precisa para escolher mudar e alcançar uma vida saudável!

Portanto, procure recursos que te encorajem a prosseguir, como anotar os pontos positivos alcançados a cada novo dia, assim, quando sentir que está prestes a recair na zona de conforto, pegue sua lista, leia e releia. Esse pode ser um bom recurso para se lembrar de onde você saiu e ter motivos para justificar o fato de que você não deseja voltar para lá.

Adotar bons hábitos e entender que as escolhas feitas, hoje, por **VOCÊ** irão refletir diretamente em seu futuro é essencial para que você jamais estagne novamente em uma zona de conforto! Quando você traz a responsabilidade para você, ganha o poder de mudar sua realidade.

DECISÃO E ATITUDE SÃO PESSOAIS E INTRANSFERÍVEIS.

Faça o ciclo da vida girar na direção certa: a do seu propósito. Estabeleça um compromisso com você, planeje sua saúde. Para ter mais do que você tem. Faça mais do que você faz. Motivação faz você começar. Hábito faz você continuar! Busque viver uma vida mais leve. Quem define o seu estilo de vida é você. E eu estou aqui para te ajudar a trilhar essa jornada.

No próximo capítulo vamos falar sobre os sabotadores que, se não vigiarmos, vêm para roubar nossa saúde. A começar pela "autossabotagem".

Referências

Lally, P.; Van Jaarsveld, C. H.; Potts, H. W.; Wardle, J. (2010). How are habits formed: modelling habit formation in the real world. *Eur. J. Soc. Psychol*. 40: 998-1009. Doi: 10.1002/ejsp.674. Disponível em: https://onlinelibrary.wiley.com/doi/full/10.1002/ejsp.674. Acesso em: 23 out. 2019.

Yale News. Aren't sure? Brain is primed for learning. Disponível em: https://news.yale.edu/2018/07/19/arent-sure-brain-primed-learning. Acesso em: 23 out. 2019.

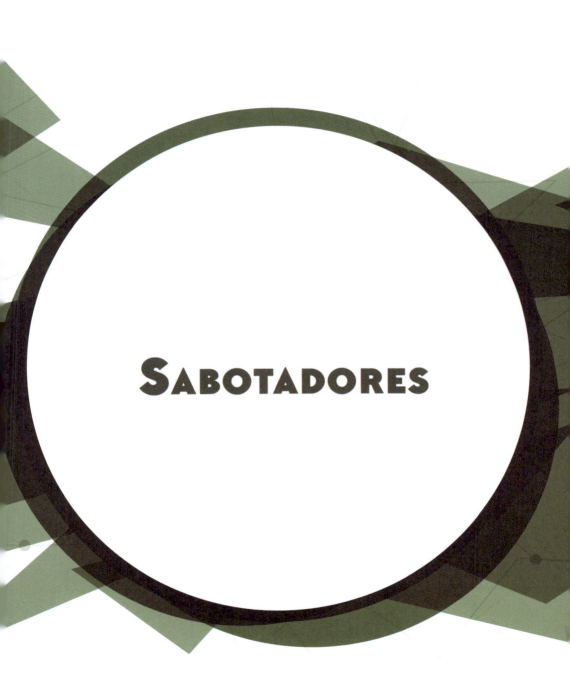
Sabotadores

Quando conhecemos nossos inimigos e passamos a chamá-los pelo nome, somos capazes de escolher quais ferramentas usar para derrotá-los.

Dr. Jacques Waisman

Aprendendo a vencer adversários como estresse, medo, ansiedade e você mesmo

Todos os dias somos convidados a encarar uma série de circunstâncias boas e ruins. A maneira como aprendemos a identificar cada uma é essencial para compreendermos como lidar com elas e, assim, nos tornarmos protagonistas de nossa história.

Por tudo isso, quero falar com você sobre os "sabotadores". São como nossos pontos fracos, como "obstáculos" que dificultam (ou até mesmo travam) nosso caminho. Neste capítulo vamos aprender a vencer esses adversários, os nossos sabotadores, como estresse, medo e ansiedade e, aquele que considero o mais forte de todos, nós mesmos!

Comecemos, então, por ela, a autossabotagem!

Autossabotagem

"Eu queria emagrecer, mas..."

Quantas vezes você aplica o "mas" em suas falas e pensamentos? Deixe-me lhe falar sobre o uso do "mas", essa palavra que significa no contexto da gramática conjunção adversativa, ou seja, é empregado para expor uma ideia contrária a algo que tenha sido dito.

Quando você insere um "mas" na sua história, você acaba colocando um obstáculo diante de seu objetivo, ou seja, você está naturalmente se "autossabotando". Sabe aqueles pensamentos: "Eu ia à academia hoje, mas..."; "Eu ia preparar minha comida da semana, mas...", "Eu ia começar... mas..."? Usamos tanto essa oposição que nem percebemos o quanto ela denuncia uma escolha: a de desistir antes mesmo de tentar. O maior sabotador de sonhos somos nós mesmos! Soma-se a isso o estresse, o medo e a ansiedade – verdadeiros sentimentos sabotadores de propósitos! Quero reforçar que você não está sozinho nessa batalha, e que é possível, sim, vencer essas condições.

Como funciona a autossabotagem?

A autossabotagem pode ser entendida de várias maneiras, mas o termo popular seria "DAR UM TIRO NO PRÓPRIO PÉ". Trata-se de mantermos comportamentos que interferem em nossas metas, atrapalhando nossas intenções.

Usamos argumentos, dos mais variados, que podem ser, na verdade, "desculpas", que fazem com que muitas vezes sabotemos o processo sem sequer tê-lo começado. Sabe aquele papo de "segunda-feira eu começo a dieta"? Uma frase que pode ser muito bem-intencionada não fosse o fato de a grande maioria das pessoas aplicá-la exatamente como uma maneira de chancelar/validar seu descontrole alimentar do fim de semana.

Quantos já passaram por isso? Enfiaram o pé na jaca de sexta a domingo e, na segunda, se sentiram desanimados para começar uma mudança?

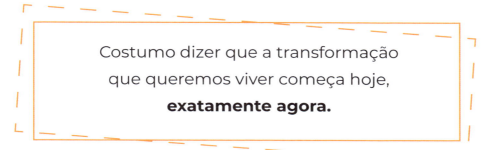

Costumo dizer que a transformação que queremos viver começa hoje, **exatamente agora.**

Senão, corremos o risco de "escorregar" em velhas práticas e, assim, procrastinar, desistir... nos autossabotar. Há ainda os que entram num ciclo perigoso, uma quase dupla identidade.

Assumem novos comportamentos de segunda-feira a sexta-feira e, quando saem para um *happy hour*, usam em sua defesa o "MAS eu mereço comer esse *fast (junkie) food*; tomar esses 10 chopes com porção de fritas...", e por aí vai... Esse pode ser chamado de um "autossabotador caidor" – ele vive caindo e se levantando e, assim, se torna uma espécie de "bom administrador"' em causa própria para se autossabotar. Pode passar dias, semanas, meses e até anos sem que ele abandone essa zona de conforto, tão aconchegante – de "conciliar" velhas práticas que negligenciam sua saúde física, mental e emocional. **Esses são fortes candidatos às doenças crônicas**, que vêm silenciosas, resultantes do acúmulo de práticas prejudiciais à saúde do organismo – como diabetes, hipertensão, doenças degenerativas e, até mesmo, câncer.

É preciso compreender que os comportamentos de autossa-botagem são compostos por um conjunto complexo de ações e pensamentos que podem colocar a perder nossos esforços em alcançar nossos objetivos, seja em nossa saúde, qualidade de vida e bem-estar emocional.

Mas o que podemos fazer?

Descobrir o problema, admiti-lo, entendê-lo e aprender como tratá-lo e superá-lo.

O primeiro passo é tentar identificar qual a razão que leva a ser um autossabotador.

ALGUMAS DICAS

⇨ Descubra qual a raiz de desistir (autossabotar).

⇨ Pare de dar desculpas para si, saia da sua zona de conforto.

⇨ Abandone hábitos, lugares e pessoas que possam desencadear esse comportamento.

⇨ Procure explicitar suas mudanças de vida às pessoas do seu convívio que te "ajudam a desistir" – às vezes é um membro da família, então, seja firme!

⇨ Aprenda a visualizar seu futuro, trace metas – principalmente de curto prazo, alcançáveis – e objetivos.

⇨ **NÃO DEIXE PARA AMANHÃ O QUE VOCÊ PODE FAZER HOJE.**

O mais importante é entender a situação. E, além de cuidar do corpo, também devemos cuidar de nossa mente com alta dose de autoestima, autoconfiança e segurança, e unir tudo isso ao nosso lado espiritual; assim, conseguiremos naturalmente sentir uma mudança positiva em nosso comportamento e encontrar o tão almejado equilíbrio, abandonando velhas práticas, dando um basta nesse ciclo de "autossabotagem", e abrindo caminhos que deem espaço para o novo!

Estresse

Vamos falar sobre estresse. Esse sabotador, que se transformou em um problema de saúde pública mundial, tem estado presente em nossa vida mais do que gostaríamos, não é mesmo? Ele nos invade, independentemente de idade, classe social, religião, condição econômica, impactando em nossa saúde, produtividade, fragilizando nossa saúde e nos tornando vulneráveis às circunstâncias com as quais somos desafiados a lidar diariamente.

O estresse desencadeia mecanismos de luta ou fuga. É como o instinto de sobrevivência. Se percebermos que seremos atacados por um "animal feroz", como um leão, nosso corpo liga em nós estímulos que nos impulsionam a fugir para salvarmos nossa vida. Nesse contexto, é preciso ter em mente que não há apenas o estresse negativo, mas também o positivo. Foi graças a essas "descargas de estresse" que nossos antepassados, os homens primitivos (era paleolítica), puderam sobreviver por meio da caça para se alimentar e, também, se proteger das feras que os espreitavam.

Trazendo para a atualidade, na sociedade moderna, o estresse como uma "força positiva", pode ser o combustível que precisamos para conquistarmos nossas metas, como fazer uma prova, ser aprovado em um concurso ou conquistar uma promoção no emprego. A esse tipo de estresse, dá-se o nome de "eustresse". É ele – o positivo – quem, por exemplo, aumenta a potencialidade de desempenho de um atleta, contribuindo com sua performance em determinado desafio.

Agora, e quando ele assume o papel de "sabotador"?

Quando está acima da capacidade que temos de lidar com ele, é considerado negativo. Circunstâncias como frustrações, sobrecarga de trabalho, falta de dinheiro, desentendimentos com amigos ou familiares são alguns dos gatilhos que acionam em nós essa condição.

Se você tem **convivido** com esse tipo de estresse, o que o torna "crônico", preciso te alertar que esse é um dos principais fatores de risco para desenvolver transtornos emocionais, como depressão, ansiedade (mais um dos que considero os principais sabotadores, que veremos a seguir), síndrome do pânico, transtorno de déficit de atenção e tantas outras doenças ligadas ao campo da saúde mental.

Fisicamente, nosso corpo se manifesta por meio de diversas alterações, entre elas: aumento na frequência cardíaca, na pressão sanguínea, na respiração, maior tensão muscular, atrapalha na digestão, interfere no metabolismo, enfraquece o sistema imunológico, acelerando os processos de envelhecimento. Essas alterações são resultado da maior liberação de adrenalina e de cortisol.

No ano de 1983, a revista norte-americana *Time*, trazia estampada em sua capa a reportagem

"Estresse: a epidemia dos anos 80".

De lá para cá, essa constatação se estabeleceu ainda mais.

> Nos Estados Unidos, estima-se que 75% a 90% de todas as visitas a médicos sejam por problemas relacionados ao estresse. **No Brasil, nossa realidade não deve ser diferente.**

CONviver com o estresse – isso mesmo, o "CON" em letras maiúsculas – **significa viver junto**, convidar o inimigo a compartilhar de sua vida, diariamente. Como lidar com circunstâncias que provocam o estresse e superá-las? Se não aprendemos a reconhecer nossos agentes estressores, eles podem tomar conta de nossa vida e destruir nossa saúde física, mental e emocional.

Alterações hormonais:
uma resposta ao mecanismo de "luta e fuga"

Falar sobre estressores sem abordar aspectos hormonais é como tomar banho e não se molhar.

Ou seja, um está diretamente ligado ao outro.

São eles, os hormônios, os responsáveis por acionar os efeitos dos estressores no nosso organismo. Trata-se do mecanismo que "arma" nossos sistemas para lutar ou fugir de determinada situação. As chamadas "glândulas suprarrenais" que produzem os hormônios, adrenalina e cortisol.

Quando os hormônios ficam elevados por muito tempo, essas substâncias podem ocasionar desde enfraquecimento do sistema imune até comprometimento do sono e saúde de forma geral.

> Quero chamar sua atenção para o cortisol.
> Ele é reconhecido como "**o hormônio do estresse**".

Quando sua produção está "normalizada" em nosso corpo, ou seja, em circunstâncias de estresse positivo, como quando você está praticando atividade física, ele é extremamente necessário. Inclusive, níveis baixos de cortisol podem acarretar quadros de cansaço, fadiga, e até obesidade.

Agora, quando os níveis desse hormônio sobem devido ao estresse negativo, sentiremos os danos desse desequilíbrio em curto, médio e longo prazo, o que impacta nossa qualidade de vida na velhice. Em 2018, uma pesquisa da Harvard Medical School, publicada na revista científica *Neurology*, apontava que a constante elevação do cortisol decorrente de estresse crônico pode comprometer a memória e, até mesmo, acelerar o processo de atrofia do cérebro de uma pessoa a partir da meia-idade.

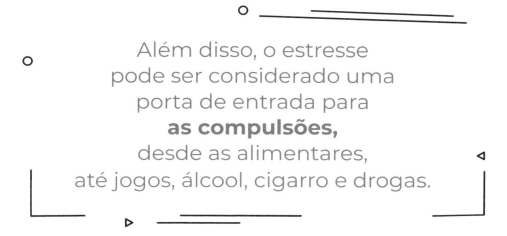

Além disso, o estresse pode ser considerado uma porta de entrada para **as compulsões,** desde as alimentares, até jogos, álcool, cigarro e drogas.

Sob estresse considerado positivo, a mente irá procurar subterfúgios para conseguir relaxar seus "sistemas" – de maneira a contribuir com a produção de neurotransmissores, como serotonina, regulando a percepção sobre o estresse e reduzindo seu impacto, de forma a fazer a pessoa lidar melhor com um sentimento negativo, como uma decepção ou pressão profissional.

O corpo reflete o que o coração (ou a mente) sente, não é mesmo? Essa é mais do que uma reflexão, é uma constatação de que somos o resultado de nossa saúde física, mental e emocional. Então, vamos descobrir maneiras de equilibrar esse estresse? É o que veremos ao final deste capítulo!

Medo

Vamos falar do medo, esse eterno sabotador. Esse é um dos mecanismos que pode paralisar você e estacionar totalmente sua vida, impactando gravemente seu futuro.

Seja por receio de rejeição, de errar, de amar, do insucesso, de enfrentar mudanças... até mesmo da morte (que na realidade é a única certeza que temos, a questão consiste em como chegaremos até o momento da terminalidade de nossa vida, se acometidos por doenças ou se com dignidade e qualidade de vida).

Essa atmosfera de temor que criamos em nós e passa a nos rondar, cria insegurança e ansiedade. Regidos pelo medo, nosso corpo passa a vibrar essa energia e, gradativamente, a mente e o físico vão sendo impactados negativamente.

O medo, quando não manejado, pode gerar fobias e, se não tratado, **transformar as pessoas em doentes crônicas,** reféns de medicamentos. Entendam, não sou contra o uso de fármacos quando há uma indicação bem definida. Mas compreendo que se somos corpo, mente e espírito; tratar medos vai além de uma terapia medicamentosa, é preciso haver uma imersão profunda no ser. Senão recairemos em uma medicina que trata os sintomas da doença e não a causa, logo, dificilmente a pessoa vencerá sua condição.

Uma das características do "medo sabotador" é que ele, mesmo quando inconsciente, pode impedir o progresso pessoal e profissional. Quer um exemplo prático?

> Tenho medo de me envolver emocionalmente
> com determinada pessoa,
> pois acredito que não sou bom o suficiente para ela (**baixa autoestima**) ou que logo o relacionamento certamente vai acabar (**fatalista**).

E quanto esses medos influenciam no seu comportamento em relação aos cuidados com sua saúde? Deixe-me explicar melhor. Constantemente, enquanto médico, presenciei pessoas que simplesmente não procuravam acompanhamento por terem fobias de doenças, remédios, agulhas e até de fazer exames.

O medo pode se tornar um verdadeiro álibi que te prenderá nessa "zona de conforto", dando a você a legalidade que acha que precisa para permanecer no mesmo modelo de vida.

Há algum caso que o medo possa ser bom?

Sim, sem dúvida! Ter um pouco de medo pode te proteger de situações de perigo. Afinal, é por esse motivo que não ousamos nos aproximar de um leão faminto, certo? Tememos pela nossa vida! Outro exemplo. Ter algum medo de doença pode ser algo bom – mas apenas quando esse se torna uma força para você adotar comportamentos preventivos em prol de sua saúde. Agora, também, se eu temo a doença, posso não procurar suporte adequado em tempo, ou pior, continuar praticando os mesmos hábitos nocivos, como fumar, beber álcool em excesso, ser muito estressado, comer sem qualidade nutricional, e por aí vai! A lista é infinita!

Ansiedade

Se eu perguntar a você, a cada pessoa que está lendo este livro agora, nesse exato momento, se já experimentou a sensação de "ansiedade", arrisco dizer que a resposta será um "unânime" e sonoro

Dr. Jacques Waisman

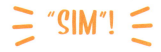

A ansiedade já é considerada o mau desse nosso século! Assim como o estresse, ela é considerada um problema de saúde pública. Trata-se de um mal psíquico que reflete no físico. A Organização Mundial da Saúde (Who, na sigla em inglês) relatou que os transtornos de ansiedade, somados aos casos de depressão, custam à economia global US$ 1 trilhão a cada ano.

Dá para imaginar?

A Sociedade Americana de Psicologia (APA, na sigla em inglês), define o conceito de ansiedade como

> "uma emoção caracterizada por sentimentos de tensão, pensamentos preocupados e mudanças físicas, como aumento da pressão arterial".

Ou seja, ela impacta em nossa saúde mental e física severamente. E, quando esse estado emocional se torna algo crônico, você pode estar diante de um **transtorno de ansiedade** (há sete: transtorno de Ansiedade Generalizada (GAD); Transtorno de Pânico; Fobias; Transtorno Obsessivo-Compulsivo (TOC); Transtorno de Ansiedade Social; Transtorno de Ansiedade de Separação; Transtorno de Estresse Pós-Traumático (TEPT).

Entre os sinais de ansiedade, é possível destacar características como suor excessivo, irritabilidade, inquietação, dificuldade de concentração, coração acelerado e comprometimento do sono.

Há estudos (como Segerstrom SC, Miller GE; 2004 e Salleh MR; 2008) que apontam que a ansiedade começa a se desenvolver numa região chamada "amígdala", uma área do cérebro responsável por gerenciar a maneira com a qual respondemos às emoções. É daí, da amigdala, que é emitido o sinal de que a pessoa está ansiosa, ou até mesmo estressada ou com medo. Então, a mente envia esse "SOS" para o corpo, que entra no modo "fuga ou luta". Então, assim como descrevi algumas páginas atrás, no estresse, nosso organismo aumenta a produção de cortisol.

Em longo prazo, a ansiedade pode se transformar em transtorno de ansiedade e gerar desde problemas digestivos, insônia, dificuldade de socialização (escola, trabalho etc.), uso compulsivo de substâncias psicoativas e depressão.

Assim como o estresse e o medo, a ansiedade pode ser um potente sabotador. Quando você se sente desconfortável com alguma circunstância, você fica ansioso e a reação mais comum é evitar a situação.

Mas o que de fato torna a ansiedade um sabotador? Ao entrarmos em um estado de ansiedade, ficamos mais propensos à nossas pequenas "tentações" e nos tornamos mais vulneráveis a desistirmos de nossos processos de mudanças. É como se ligássemos em nossa mente (ou religássemos) mecanismos de compensação, sempre em busca de uma "recompensa", que geram descontrole alimentar, além de incitar sentimentos que podem se tornar disruptivos, como tristeza, que transforma a ansiedade em transtorno crônico.

Se você sofre de ansiedade ou tem algum distúrbio ligado a ela, lembre-se: você não é seu diagnóstico, você é muito mais que isso, você é uma pessoa, não uma doença!

Como vencer nossos sabotadores

Quero te encorajar a não apenas encarar seus medos, vencer sua ansiedade e derrotar o estresse crônico, mas a compreender que você não está sozinho nessa jornada!

Querem conhecer um medo meu?

(Que me gerava angústia, estresse e ansiedade?)

> Depois que me tornei pai, passei a temer por **minha vida,**

pois queria viver o máximo possível para acompanhar o desenvolvimento de meus filhos e dar a eles todo o suporte necessário para que eles pudessem encontrar seus caminhos enquanto indivíduos.

O que eu fiz? No começo era paralisante. E pensar sobre isso realmente ativava gatilhos que me faziam inclusive comer mais – em quantidade e zero qualidade, pela ansiedade e perspectiva da finitude. O que fiz? Quando despertei para onde meu estilo de vida e minhas escolhas estavam me conduzindo, percebi que se tinha esse medo de "faltar" precocemente aos meus filhos, tinha de usar isso como uma oportunidade, uma força a mais para transformar minha história.

Eu não conheço você, não sei quais são seus medos ou o que lhe causa estresse e ansiedade, mas sei que podemos torná-los uma oportunidade de vencer e vivermos o melhor possível! É aquela história de olhar o que é bom! É mais do que uma teoria motivacional, é realidade! A mudança de consciência começa aí!

Está na sua mente!
Volte seus olhos para você!
Você consegue!

Por esse motivo, sim, tanto o estresse, quanto o medo e a ansiedade são circunstâncias inevitáveis em nossa vida. Portanto, precisamos aprender não apenas a driblar os sabotadores, mas vencê-los!

Aqui vão oito dicas para que você possa começar esse processo.

1. O primeiro passo é **reconhecer os estressores**, o que causa medo e ansiedade. Identifique o que pode estar causando o estresse e, se possível, anote as causas. Encontre meios de evitar ou aprender a lidar com seus gatilhos estressores. Para isso, observe em como você reage àquilo que desencadeia estresse, ansiedade e/ou medo em você. Quanto mais você encarar e lidar com as situações sabotadoras, mais ficará leve para lidar com elas.

2. Procure descansar sua mente com uma boa noite de sono. Tente deixar seus problemas **distantes de sua cama na hora de dormir.**

3. **Use a alimentação a seu favor.** Procure ter uma dieta que inclua vitaminas, minerais, gorduras boas, Ômega-3, proteínas (aminoácidos) e antioxidantes, que são nutrientes indispensáveis que irão ajudar o seu corpo e, principalmente, o seu cérebro a lidar melhor com o estresse. Lance mão de comidas ricas em vitaminas do complexo B, em zinco e magnésio. Evite comer alimentos que você acha que trazem "alívio" imediato, como produtos cheios de açúcar, *fast-foods*,

ultraprocessados e outros tipos de produtos alimentícios industrializados que são nocivos para o corpo. A cafeína também deve ser ingerida em pequenas quantidades, quando sob estresse crônico. E, claro, sem aquela colher de açúcar, ok?

4. **Pratique exercícios físicos** moderados; incorpore atividades de relaxamento (como ioga e meditação); trabalhe sua respiração. Atividades como essas possibilitam a liberação de endorfina, neurotransmissor que ajuda a diminuir o estresse e traz sensação de prazer.

5. Se for preciso, **busque ajuda.** Inclusive, nessa nova visão da medicina sobre o ser humano em sua totalidade, observaremos a rotina de vida, identificamos os estressores e, também, analisamos como está a saúde hormonal, para, se preciso, equilibrar os níveis de hormônios, como o cortisol.

6. **Conecte-se com sua espiritualidade.** Independentemente de religião, procure realizar atividades que promovam uma conexão com seu interior, com quem você é, com seu profundo. Abra espaço para sentimentos de fé, esperança e amor, sobre si e sobre o universo ao seu redor. Atraímos aquilo que emanamos. Portanto, concentre sua energia em transbordar aquilo que é bom primeiro para você! Isso poderá ser transformador!

7. **Sorria!** Sorrir reduz os níveis de cortisol e adrenalina, os hormônios responsáveis pela ansiedade, pelo medo e pelo estresse. Quando sorrimos, esses hormônios são reduzidos e trazem menos agressividade.

8. **Modifique seus hábitos.** Quando mudamos nossas ações, a mente pode ser reeducada para uma determinada experiência que antes desencadeava uma sabotagem. Nossa saúde física e emocional depende de nossas escolhas!

Referências

AMERICA'S #1 Health Problem. [S. l.], 2012. Disponível em: HYPERLINK "https://www.stress.org/americas-1-health-problem. Acesso em: 20 set. 2018." https://www.stress.org/americas-1-health-problem. Acesso em: 11 set. 2018.

Anxiety UK. "Physical Exercise & Anxiety." Available at: https://www.anxietyuk.org.uk/get-help/anxiety-information/physical-exercise-anxiety/.

Bupa. "Anxiety Disorders." Available at https://www.bupa.co.uk/health-information/Directory/A/anxiety-disorders>

DITTMANN, MELISSA. When health fears hurt health. [S. l.], July/August 2005, Vol 36, No. 7. Disponível em: https://www.apa.org/monitor/julaug05/fears. Disponível em https://www.apa.org/monitor/julaug05/fears

George M. Slavich, Scott M. Monroe, Ian H. Gotlib. Early parental loss and depression history: Associations with recent life stress in major depressive disorder. *Journal of Psychiatric Research*, 2011; DOI: 10.1016/j.jpsychires.2011.0 3.004. Disponível em https://linkinghub.elsevier.com/retrieve/pii/S0022395611000434

Justin B. Echouffo-Tcheugui, Sarah C. Conner, Jayandra J. Himali, Pauline Maillard, Charles S. DeCarli, Alexa S. Beiser, Ramachandran S. Vasan, Sudha Seshadri. Circulating cortisol and cognitive and structural brain measures. *Neurology* Nov 2018, 91 (21) e1961-e1970; DOI: 10.1212/WNL.0000000000006549. Disponível em https://n.neurology.org/content/91/21/e1961

Krantz, D.S., Whittaker, K.S. & Sheps, D.S. (2011). Psychosocial risk factors for coronary artery disease: Pathophysiologic mechanisms. *In*: Heart and Mind: Evolution of Cardiac Psychology. Washington, DC: APA.

Mikael Wikgren, Martin Maripuu, Thomas Karlsson, Katarina Nordfjäll, Jan Bergdahl, Johan Hultdin, Jurgen Del-Favero, Göran Roos, Lars-Göran Nilsson, Rolf Adolfsson, Karl-Fredrik Norrback. Short Telomeres in Depression and the General Population Are Associated with a Hypocortisolemic State. *Biological Psychiatry,* 2011; DOI: 10.1016/j.biopsych.2011.09.015. Disponivel em https://linkinghub.elsevier.com/retrieve/pii/S0006322311009127

Mind (2010). "The Mind Guide to food and mood." Available at: https://www.mind.org.uk/media/7498/mind-guide-to-food-and-mood-2010.pdf

Salleh MR. Life event, stress and illness. Malays J Med Sci. 2008;15(4):9–18. Disponível em https://www.ncbi.nlm.nih.gov/pmc/articles/PMC3341916/

Segerstrom SC, Miller GE. Psychological stress and the human immune system: a meta-analytic study of 30 years of inquiry. *Psychol Bull.* 2004;130(4):601–630. doi:10.1037/0033-2909.130.4.601. Disponível em https://www.ncbi.nlm.nih.gov/pmc/articles/PMC1361287/>

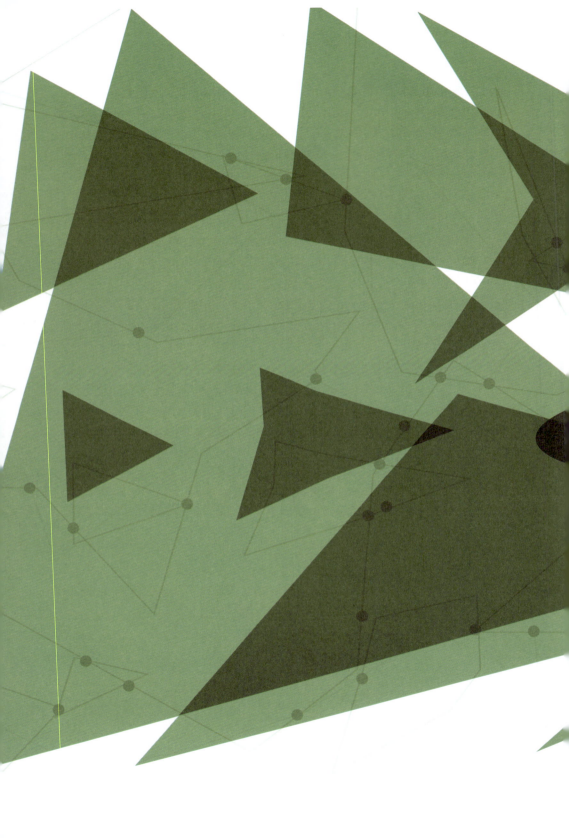

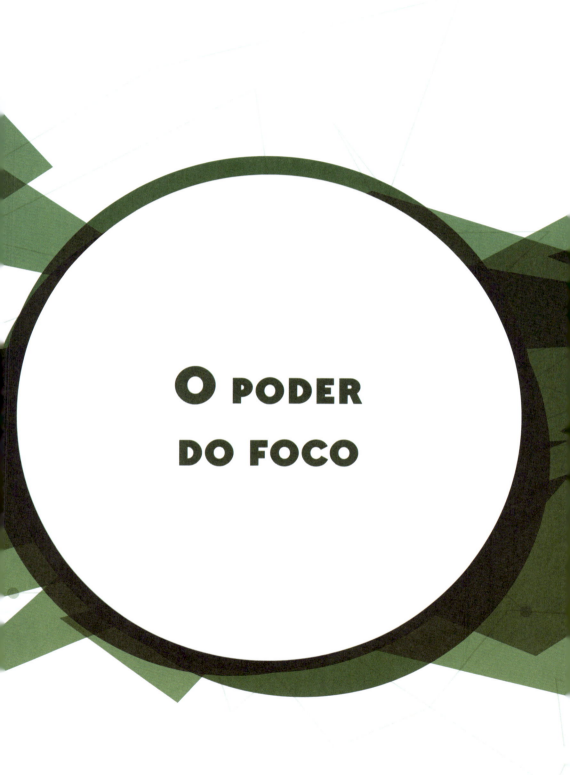

O PODER DO FOCO

Às vezes, tudo o que precisamos fazer para vencer é ajustarmos o foco onde depositamos nossa energia.
Quando você compreender isso, descobrirá que, na verdade, não falta tempo, mas sim prioridades.

Dr. Jacques Waisman

Ajustando nosso alvo para conquistar uma vida saudável

▶ "Dr. Waisman, como faço para ter uma vida mais saudável?"

Sim, responder a você qual é o segredo para conquistar uma vida saudável é um dos propósitos deste livro.

Eis a resposta: **FOCO**. "Só isso, Dr.?"

"SIM! Simples assim!" Nesse processo de transformação, essa simples e, ao mesmo tempo, complexa palavra deve se tornar sua bússola, um instrumento que te guiará na direção aonde quer chegar diariamente!

Certa vez, durante meu processo de transformação, li uma frase que dizia:

> **"Muitas vezes não é a motivação que precisa mudar, e sim o foco"**
> **(Raphael Michael).**

Demorou algum tempo para que eu pudesse entender claramente a força que havia nessa reflexão. Foi a partir daí que tudo mudou! Quando compreendemos o poder do foco, entendemos exatamente onde devemos empreender nossa energia.

De nada adianta conhecer os conceitos, ter força de vontade se você não sabe onde focar e centrar seus esforços! Foi então que, guiado por esse propósito, criei o programa Foco 30 dias Dr. Waisman. Como já disse anteriormente, essa é uma iniciativa que consiste em analisar o que precisa ser ajustado para que você possa se conectar ao seu foco.

Nesse processo de ajuste de coordenadas para alcançar o alvo, há 5 eixos que considero essenciais:

ALIMENTAÇÃO,
HIDRATAÇÃO,
SONO,
EXERCÍCIOS,
MENTE/*MINDFULNESS.*

Estas são as que considero as 5 forças, os 5 eixos, nos quais você pode – e deve – depositar sua energia! E é sobre cada uma delas que falaremos agora.

Eixo 1 | Alimentação

Primeiro a gente muda a alimentação, depois a alimentação muda a gente

A alimentação é o alicerce de sustentação de nosso organismo. Mais do que sermos aquilo que comemos, somos os resultados de nossas escolhas nutricionais.

Embora hoje seja muito comum lermos nas redes sociais, nas matérias de jornais e em tantos outros meios de comunicação, devemos ter cuidado com nossa alimentação. Essa "descoberta" de que a comida faz a diferença crucial entre saúde e doença é, ironicamente, relativamente nova. Mas, afinal, de onde vem essa cultura alimentar que está adoecendo gerações com obesidade, diabetes, doenças cardiovasculares, doenças autoimunes e câncer?

Quando a humanidade passou a deter o conhecimento sobre os processos químicos e passou a encontrar soluções para modificar sabores e permitir que um alimento durasse por meses e até anos, criou-se o nosso distanciamento da chamada "comida de verdade". Afinal, após sofrer tantas mutações químicas, nosso paladar foi afetado e, o que antes era naturalmente saboroso ao nosso gosto, tornou-se sem graça, sem sabor.

Afinal, o que aconteceu no nosso prato nos últimos anos?

Houve um aumento dramático do consumo de açúcares (refinados), das gorduras hidrogenadas e dos superaditivos alimentares, isso sem falar do consumo desenfreado de produtos farmacológicos irritantes do tubo digestivo (analgésicos, anti-inflamatórios, antibióticos, corticoides etc...).

Tudo isso acrescido à luta contra as bactérias, do tipo "tudo asséptico", em nosso ambiente individual (casa, espaço profissional, alimentação) contribuiu para empobrecer a composição bacteriana da nossa microbiota intestinal, afetando sua estabilidade.

A piora da qualidade de vida gerada pela pandemia das alergias alimentares, da prisão de ventre crônica, das fermentações intestinais anormais, as más absorções, as inflamações crônicas, as doenças degenerativas, as fadigas crônicas, o crescimento da obesidade e até os distúrbios de comportamento são também oriundos dessa "disbiose", que é o desequilíbrio patogênico do nosso ecossistema intestinal.

Reflitam comigo.

> O que vem nos matando aos poucos no dia a dia, não é apenas a má alimentação, **mas o conjunto da obra,**

que construímos com a soma do que comemos e de nossos comportamentos – o que inclui nossas emoções e pensamentos.

Deem uma olhada na quantidade de obesos, hipertensos, portadores de câncer, diabéticos, cardíacos, depressivos, compulsivos e tantos outros no mundo atual. A medicina e a tecnologia evoluíram (**mesmo?!**), mas as doenças se multiplicaram mais e mais, até mesmo em idades mais precoces. Há algo de muito equivocado nesse cenário!

As comidas industrializadas – ou melhor –

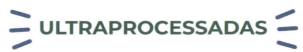

– estão encurtando nossa vida, tudo em nome da nossa comodidade e da famosa "falta de tempo" para cuidar de si mesmo.

Antes de continuarmos, uma pequena pausa para esclarecer por que eu prefiro usar o termo "ultraprocessado" no lugar de "industrializado". Atualmente, já é possível encontrar alimentos provenientes de "pequenas indústrias", que são isentos de químicas que há naqueles produtos que considero "ultraprocessados". Essa é a palavra que utilizamos para definir as comidas altamente processadas que contêm substâncias que não serão encontradas em nenhuma cozinha. São cheias de substâncias químicas que modificam gosto, consistência e aparência, o que inclui uso de corantes, realçadores de sabor, conservantes, estabilizantes etc.

A facilidade de termos à mão desde papinhas de bebê até refeições congeladas ultraprocessadas completas, macarrões que ficam prontos INSTANTANEAMENTE... sem falar dos que considero "combos de doença" – cuja "tentadora proposta" nos sugere

> **"peça pelo número X**
> **– receba rapidamente um lanche,**
> **uma batata, um refrigerante –**
> **até uma sobremesa"**

– mate a fome de maneira prática e rápida! Por anos muitos de nós nos rendemos (e sem questionar) a esse modelo *fast junkie food*" e a praticidade nos tornou fortes candidatos a entrar para a estatística das doenças que mais matam no mundo – as cardiovasculares e os cânceres.

Estudos (tais como Louzada ML, *et. al*; 2015; Segerstrom, SC & Miller, GE; 2004; e Cordain L. *et. al*, 2005; e outros indicados ao final deste capítulo) já nos esclareceram que alimentos ultraprocessados podem mudar as bactérias que vivem em nosso sistema digestivo, e que são responsáveis por desencadear processos inflamatórios em nosso organismo. Há pesquisas nacionais, que nos apresentam um cenário terrível, em que há uma grande oferta de produtos ultraprocessados. Quero citar uma em especial, de 2015, realizada pelos pesquisadores da Universidade de São Paulo (USP).

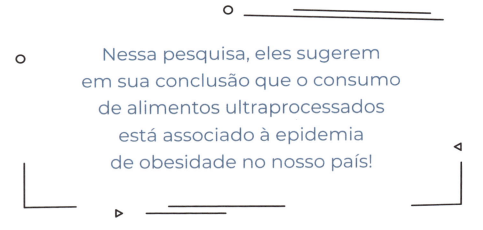

Nessa pesquisa, eles sugerem em sua conclusão que o consumo de alimentos ultraprocessados está associado à epidemia de obesidade no nosso país!

Para se ter uma ideia do quão brutal podem ser os efeitos de nossa alimentação sobre nossa saúde, nos últimos 30 anos, o número de pessoas obesas aumentou dramaticamente em quase todos os países do mundo. Isso sem falar de doenças metabólicas, como obesidade e diabetes tipo 2.

Será que você quer entrar nessa estatística do lado da doença ou de quem procurou alcançar o máximo de saúde que se podia?

Eu já fiz minha escolha, e você?

Nossa realidade tem se transformado tanto que, graças a pessoas como você e eu, que queremos mudança e não aceitamos mais a "ditadura" que nos foi imposta pela indústria alimentícia, até mesmo grandes redes de "*fast junkie foods*" têm procurado rever seus cardápios e readequar-se ao "gosto" desse novo consumidor – mais consciente.

Inclusive, até grandes conglomerados da indústria alimentícia começaram a desenvolver produtos com um digamos... "viés orgânico". Minha opinião?! Não podemos ser ingênuos e acreditar que é a consciência alimentar que está mudando o portfólio das empresas, e sim a queda nas vendas dos produtos cheios de sal e açúcar, resultado de uma seletividade e de uma exigência cada vez maior de um público mais esclarecido, que busca uma vida mais saudável, livre de artificialismos. Trata-se de uma QUEBRA DE PARADIGMA. Para o bem ou para o mal, é tempo de despertarmos! O caminho para eles é extremamente longo. Aliás, para todos os que ainda não despertaram para o poder que há na alimentação, digo que ela é uma ferramenta essencial para que você ajuste seu foco e alcance seu objetivo: viver uma vida saudável!

Para descontrairmos um pouco, fiquem com essa reflexão do palestrante norte-americano Zig Ziglar

> "as pessoas costumam dizer que nem o efeito do banho dura para sempre, por isso recomenda-se diariamente".

E deve ser assim com o nosso foco. Devemos ajustar o prumo todos os dias!

O que pode ser considerada uma boa alimentação?

Para expandir seu conhecimento de maneira que você tenha condições de fazer escolhas conscientes quanto ao que irá comer, quero falar sobre o que não comer. Exatamente isso que você leu! O que comer é "fácil", agora, o que não comer é exatamente onde deve estar centrado seu foco.

O *bê-á-bá* inicial é:

> evitar alimentos ultraprocessados, frituras em óleo vegetal e margarina, condimentos, corantes, transgênicos, refinados (açúcar, sal em excesso e farinha de trigo, para os sensíveis e alérgicos a ela).

Esses são alguns dos itens que você pode inserir seguramente na sua "*dark list*" (a lista negra).

Sabe aqueles alimentos ditos pela indústria como "inofensivos", ricos em açúcar, como refrigerantes, sucos de caixinha, achocolatados e os que possuem gordura vegetal hidrogenada ou gordura trans, como batata frita de pacote, biscoitos recheados, pipoca de micro-ondas, sorvete?! **Esqueçam!**

Por essa razão, vamos falar sobre alimentos que podem desencadear processos inflamatórios e devem ser evitados de sua rotina alimentar. E saiba que

A INFLAMAÇÃO NADA MAIS É DO QUE UMA RESPOSTA AO SEU SISTEMA IMUNOLÓGICO QUANDO ESTE É ATINGIDO.

Essa, inclusive, é a raiz do meu "Foco 30 Dias". E tudo começou comigo. Então, vamos lá: vou contar como é a minha alimentação! Hoje, quem me vê não imagina o que já passei, como lhes contei anteriormente alguns capítulos atrás. Após vivenciar na prática as mudanças no meu organismo e promover uma verdadeira revolução em minha saúde, resgatando a integridade do meu organismo, não poderia ter como propósito de vida disseminar o que aprendi – tanto em meus estudos, como na própria pele. Atualmente sou praticante do jejum intermitente (16:8) e, no intervalo das 8 h, trânsito entre a *Low Carb* e a dieta cetogênica. E já tive meus momentos de "Paleolítico", no qual eu resgato o comportamento alimentar de nossos ancestrais primitivos.

Sabem por que eu faço isso?

Tenho sensibilidade ao trigo (possuo hipotireoidismo por tireoide de hashimoto – uma doença autoimune). Os resultados que obtive com esses estilos de vida alimentar, somados à performance esportiva, bom sono, hidratação e equilíbrio mental, me renderam esse novo homem que sou e que acredita na ciência que envolve essas práticas.

Após quase 30 anos de prática médica diária,

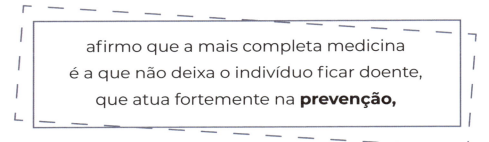

afirmo que a mais completa medicina é a que não deixa o indivíduo ficar doente, que atua fortemente na **prevenção,**

embora, finita como é, a vida chegue ao fim provavelmente por consequência de enfermidades ou por acidente. Uma mente mais aberta e um pouco mais de compaixão podem fazer do médico um verdadeiro promotor da saúde. Esse deve ser o propósito, nada mais, nada menos.

Assim, nesse meu primeiro livro, elegi dois alimentos que devem ser evitados: as farinhas de trigo e o açúcar branco. Por que esses como FOCO? Por serem aqueles que procuro primeiramente trabalhar a redução e, sempre que possível, a eliminação total de seu consumo com meus pacientes.

Glúten

O glúten consiste em um grupo de proteínas (prolaminas) encontradas no trigo, na cevada e no centeio. É ele que dá aquela "maciez" irresistível ao pão, por exemplo, para citar um de seus "atributos". Essa facilidade pode custar caro ao nosso organismo, principalmente ao nosso intestino.

Quem tem doença celíaca (uma condição inflamatória crônica hereditária e comum do intestino delgado) ou intolerância deve excluir totalmente o glúten de seu cardápio (claro!). O restante da população que não se enquadra aí, em que há muitos que podem se enquadrar no termo

"sensibilidade ao glúten não celíaca",

é aquele grupo que apresenta desconforto e impacto negativo na qualidade de vida ao consumir glúten e que deve evitar seu consumo, ainda mais em exagero.

A proposta é reduzir (até mesmo excluir total) o consumo – ao menos recomendo que faça desse um alvo a ser atingido por pelo menos 30 dias, como indico em meu programa "Foco 30 Dias". Você poderá observar se haverá uma melhora na sua disposição física e emocional. Por ser uma comida com alto potencial inflamatório, quando evitamos seu consumo, estamos agindo em favor da prevenção de doenças como as autoimunes, as dores abdominais, as alterações na função digestiva, entre outras.

Açúcar

Sabe por que o açúcar refinado branco faz tão mal? O consumo sistemático de açúcar leva à compulsão por guloseimas e à Síndrome de Abstinência, em uma dependência química semelhante à de outras drogas, como tabaco, álcool e até cocaína. Inclusive, a forma de extrair tais drogas da natureza é similar, isto é, o princípio ativo de uma planta é transformado em um pó fino e branco, que dá energia e prazer... e **VICIA!!!**

Açúcar x Cérebro

A principal "moeda" do nosso sistema de recompensa (negociação do prazer) é a dopamina. Trata-se de um neurotransmissor. Drogas como o álcool, a nicotina ou a heroína simulam os efeitos da dopamina, levando algumas pessoas a buscar essa sensação prazerosa com frequência. Em outras palavras, levando à dependência.

> O açúcar também produz resultado semelhante à dopamina, embora não seja tão violento como as drogas.

O cérebro evoluiu para prestar atenção especial aos novos e diferentes sabores. Por duas razões: a primeira é para identificar se a comida está boa ou ruim, e a segunda é que quanto maior a variedade em nossa dieta, mais provavelmente teremos todos os nutrientes de que precisamos.

Quando um alimento se tornar monótono, é porque a dopamina nivelou e provavelmente não precisamos consumir mais daquilo naquele momento. Se você come açúcar de vez em quando, o nível de dopamina pode atingir o mesmo de uma refeição balanceada, mas se comer muito a resposta da dopamina não ficará nivelada, ela sempre oscilará para cima.

Em outras palavras, ingerir muito açúcar fará persistir a sensação de recompensa (negociação do prazer) permanente. Dessa forma, o açúcar tem o comportamento um tanto semelhante ao de uma droga. Essa é uma das razões pelas quais as pessoas são tão atraídas por alimentos doces.

Açúcar, ansiedade e depressão

Um estudo mostrou que as dietas com alto teor de açúcar, ligadas principalmente ao consumo de refrigerantes e doces, podem estar associadas a um maior risco de problemas mentais comuns, como ansiedade e depressão.

O trabalho liderado por Anika Knüppel, do University College London (Reino Unido), foi publicado em 2017, na revista Nature, em *Scientific Report*. Altos níveis de consumo de açúcar já haviam sido relacionados a uma prevalência mais alta de depressão em diversos estudos anteriores (El Ansari, *et. al*; 2014). No entanto, até agora, cientistas não sabiam se a ocorrência do problema mental desencadeava um consumo maior de açúcar ou se os doces é que levavam à depressão.

Para descobrir se a voracidade por açúcar é causa ou consequência dos problemas mentais, os cientistas analisaram os dados de 8.087 britânicos com idades entre 39 e 83 anos, coletados por 22 anos para um estudo de larga escala. Para um terço dos homens, aqueles com maior consumo de açúcar houve alta de 23% da ocorrência de problemas mentais após cinco anos, independentemente de obesidade, comportamentos relacionados à saúde, do restante da dieta e de fatores sociodemográficos.

O consumo de açúcar foi medido por 15 itens que incluíram refrigerante, suco industrializado, doce, bolo, biscoito e açúcar adicionado ao café. Para homens, foi considerado alto consumo, maior que 67 gramas por dia e, para mulheres, acima de 50.

A Organização Mundial da Saúde recomenda uso máximo de 10 gramas por dia.

Por que demoramos tanto tempo para abrir os olhos sobre os riscos do açúcar?

A indústria do açúcar pagou e se comprometeu diretamente na elaboração de uma influente revisão da literatura publicada pelo periódico *New England Journal of Medicine* em 1967 minimizando a relação entre o consumo de açúcar na dieta e a doença coronariana, enquanto responsabilizava a ingestão de gordura e colesterol, de acordo com um relatório publicado em 12 de setembro de 2016 no importante periódico *JAMA Internal Medicine*.

Atualmente, "a indústria do açúcar, liderada pela Sugar Association (Associação Comercial da Indústria da Sacarose, nega veementemente que exista alguma relação entre o consumo do açúcar refinado e o risco de doença coronariana".

Mas, investigadores informam ter encontrado registros de que a Sugar Research Foundation pagou dois pesquisadores em nutrição, David Mark Hegsted e Robert McGandy (Harvard School of Public Health, em Boston), para fazer a revisão da literatura; o montante pago totalizou o equivalente a quase 50.000 dólares norte-americanos em 2016, e eles não poderiam criar um relatório que contrariasse os interesses dos seus patrocinadores.

Marion Nestle (New York University, NY) observa que quando a indústria financia estudos sobre nutrição, na divulgação de conflitos de interesse, afirma-se que o patrocinador não teve nenhuma participação na elaboração, execução, interpretação, redação ou publicação do estudo e "sem um flagrante é difícil provar o contrário".

Mas investigadores informaram ter encontrado o flagrante.

> "Eles têm revelado evidências eloquentes de que a associação de comércio de açúcar não só pagou, como também elaborou e influenciou as pesquisas com o intuito de isentar o açúcar de seu papel como importante **fator de risco** de doença coronariana".

O jornal *New York Times* obteve acesso a *e-mails* que revelaram as relações da Coca-Cola com pesquisadores cujos estudos eram patrocinados pela empresa para a realização de pesquisas visando minorar os efeitos das bebidas adoçadas na obesidade.

Resumo: Os trabalhos científicos, que durante décadas isentaram o açúcar e acusaram as gorduras e o colesterol de serem os causadores de doenças, foram manipulados para beneficiar a indústria do açúcar em detrimento da saúde da população.

Existe algum açúcar menos prejudicial?

A resposta é mais com ênfase em **menos**! Em lugar do açúcar refinado, você pode optar pelas seguintes opções: mascavo, demerara, de coco, stevia, eritritol, xylitol, por exemplo. Tenha em mente apenas que a regra é sempre – sem exagero, todos são açúcar e usar sempre o mínimo necessário!

Bom senso, certo! **Sempre! Em tudo!**

Alimentação e emoções – compreenda a conexão

O que nos motiva a comer? O ato de comer deveria estar somente relacionado com suprir as energias do nosso corpo para mantê-lo vivo e saudável. Mas usamos a comida mais como forma de prazer e precisamos começar a entender essa relação para tentar mudar esse hábito.

Para alívio: comemos para aliviar uma sensação negativa ou de mal-estar. Isso acontecia desde a nossa fase bebê, pois chorávamos de fome e nossa mãe nos atendia prontamente. Isso gerou um sentimento de prazer.

Para resgate de memória positiva: comemos para resgatar sensações de bem-estar vividas em outros momentos, pois associamos essas lembranças à situação de alegria e diversão.

Por substituição: comemos para substituir aquilo que nos falta, alguma carência, ausência de afeto ou de contato com alguém.

Por recompensa: a comida passa a ter papel de recompensa por determinado comportamento. Se você trabalhou muito hoje, pode comer seu gostoso produto alimentar.

> Comer sem necessidade e em excesso não traz benefício nenhum ao corpo **nem alimenta as fraquezas da alma,**

pelo contrário, gera culpa, mal-estar e desequilíbrio da microbiota intestinal, o que vulnerabiliza o corpo para doenças.

É preciso compreender a origem do que desencadeia o desequilíbrio emocional, e lidar com a causa e não apenas observar e nos render aos "sintomas", que, no caso, se revertem em compulsões alimentares.

Temos tendência a viver a vida no piloto automático. Ingerimos grande parte da nossa dieta pela força do hábito, cuja raiz está firmada na mente relacionada com as memórias armazenadas ao longo da vida, com a maneira como aprendemos a reagir às percepções e, também, ao meio em que vivemos. Quando "aprendemos" com os amigos, parentes e mídia que comer chocolate ameniza a ansiedade ou beber um drink no fim do dia ajuda a relaxar, vamos agir instintivamente dessa forma, perpetuando um círculo impulsivo de atração pelo prazer e repulsa pela dor. Sabemos que determinado hábito não é saudável, mas não conseguimos combatê-lo porque o desejo impulsivo pelo prazer é muito forte. Sabemos que alguma coisa está errada e não nos sentimos no controle da nossa saúde.

ESTAMOS CONVENCIDOS DE QUE ALGUMA COISA PRECISA MUDAR, MAS, POR ONDE COMEÇAR?

Se você é uma pessoa conectada com o seu peso e a boa forma, talvez tenha tentado várias dietas no passado. Talvez tenha experimentado cortar calorias, excluir as gorduras. Talvez tenha conseguido algum resultado e perdido alguns quilos apenas para recuperá-los algum tempo depois.

Acontece que nos últimos tempos surgiram diversas receitas mirabolantes que prometem perda de peso rápida e de maneira fácil. As dietas que têm como norte o consumo apenas de alimentos líquidos, as que se baseiam nas fases da lua...

Não existem milagres. Não há nada que possa substituir uma refeição com comida de verdade e não é possível banir nutrientes essenciais da alimentação. Lembre-se disso sempre. Pós, sucos, shakes e afins não contêm as mesmas vitaminas e nutrientes de um prato com legumes, boas gorduras, verduras e proteínas.

Como primeiro passo, um plano eficiente para iniciar a reeducação alimentar pode ser desligar o piloto automático e ligar a atenção plena. Devemos prestar atenção à nossa fome, a quais alimentos nos caem melhor, qual é a quantidade de alimento que nos satisfaz e qual é o sabor que mais nos agrada.

Para contribuir com sua linha de aprendizagem sobre como aperfeiçoar sua alimentação, apresento a vocês low carb, paleo, cetogênica e jejum intermitente – os estilos alimentares que citei aqui neste capítulo e, dos quais, sou adepto! Lembrando sempre que cada organismo é único e que é bem indicado ter um acompanhamento com seu médico e seu nutri funcional. Em minha clínica, procuramos integrar as aptidões e competências de ambos, de maneira integrada, para que os pacientes possam ser assistidos por uma equipe que atua em consonância e sempre a favor da promoção da saúde e qualidade de vida!

Low carb

A proposta da low carb consiste em manter baixo consumo de carboidratos como meio de obter saúde. Estudos como o publicado no *The Lancet*, em 2005, por Samaha F. F. *et. al*; apontam que esse modelo alimentar contribui com a perda de peso em pessoas obesas, bem como entre indivíduos que tenham doenças metabólicas, como diabetes tipo 2 e doença hepática gordurosa não alcoólica, a esteatose hepática. Além disso, aderir a uma nutrição com baixo teor de carbos melhora o controle glicêmico para diabetes tipo 1 ou 2.

Um "detalhe" de extrema importância no contexto de low carb é focar na qualidade do carbo, ou seja, se manter distante de alimentos ultraprocessados, refinados, como açúcar (sacarose) e farinhas de trigo, por exemplo.

Paleolítica (ou paleo)

A dieta Paleolítica ("paleo", para os mais "íntimos") baseia-se no comportamento alimentar de nossos ancestrais, os homens primatas. Enquanto caçadores-coletores, o homem primitivo se alimentava de plantas e animais silvestres (não havia laticínios ou grãos, que dirá alimentos refinados). Estes, por sua vez, podem oferecer a nutrição ideal para nossa sociedade contemporânea.

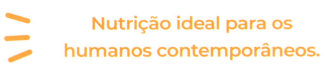

Nutrição ideal para os humanos contemporâneos.

Trazendo para os dias atuais, pode-se dizer que a versão dieta Paleo do século XXI é baseada no consumo de carne magra, peixe, frutas, vegetais folhosos e crucíferos, vegetais de raiz (com ingestão restrita de batata), ovos e nozes.

Vale destacar que o modelo "paleo" tem uma peculiaridade:

além da questão nutricional, há outros comportamentos que devemos ter como inspiração de nosso antepassado primata, como: exposição à luz solar e prática de exercícios. Os homens primitivos passavam seus dias "fora de suas cavernas" (exposição ao sol), caçando (exercícios). Por esse motivo, pode-se dizer que "paleo" é mais que dieta, trata-se de **um estilo de vida.**

Cetogênica

A dieta cetogênica é rica em gordura, proteína, mas muito baixa em carboidratos.

Esse modelo de dieta estimula o corpo a queimar gorduras, em vez de carboidratos, para gerar energia.

Esse processo metabólico leva a um estado fisiológico conhecido como cetose (daí a origem do nome "cetogênica").

A princípio, esse estilo alimentar costumava ser utilizado para o manejo de crianças que apresentavam quadros de epilepsia infantil, pois contribuem com o controle de crises convulsivas.

Hoje, é sabido que seus benefícios extrapolam essa indicação. Assim, a dieta cetogênica pode contribuir com a manutenção da boa saúde do organismo, tanto quanto a low carb e a paleo.

Jejum intermitente (JI)

O jejum intermitente (JI) pode ser feito de diversas maneiras. Sua essência consiste em fazer pausas periódicas na alimentação, ou seja, trata-se de ficar sem ingerir alimentos por um período de tempo (daí o nome "intermitente"). As formas mais comuns do JI vão desde períodos de restrição alimentar de 12 a 16 horas, até mesmo, de 24 horas. Lembram que eu disse a vocês que sou praticante do modelo "**16:8**"? Pois bem. O que isso quer dizer na prática é que faço um intervalo de 8 horas durante o dia – em que eu me alimento para nas 16 horas seguintes fazer o JI.

Entre os potenciais benefícios, podemos destacar o emagrecimento, a autofagia (autolimpeza), além da contribuição com o processo de envelhecimento saudável, isso porque o JI pode aumentar a resistência ao estresse oxidativo e diminuir a inflamação do organismo.

Manutenção de peso – regra de ouro para ter a alimentação como aliada

A regra de ouro para quem quer perder, ganhar ou apenas fazer a manutenção do peso é:

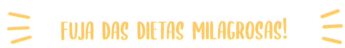
FUJA DAS DIETAS MILAGROSAS!

Uma boa alimentação interfere de maneira direta em nossa saúde e disposição diária. Não adianta fazer dietas milagrosas e continuar associando magreza à boa saúde.

Todas as pessoas, com quaisquer biótipos físicos, precisam manter uma dieta balanceada para que o corpo funcione perfeitamente, prevenindo, assim, inúmeras doenças.

Um peso saudável é conquistado por meio de uma alimentação orientada, exercícios físicos e pela análise de diversos parâmetros, que envolvem desde aspectos metabólicos até hormonais.

Agora, tenha em mente que controlar o peso é mais do que uma questão estética. É sinônimo de qualidade de vida. Sabem por quê? Além de te dar vitalidade, reduz o risco de doenças. Querem ver?

Obesidade e sobrepeso estão associados ao aumento de risco de 14 tipos de câncer, como o câncer de mama, cólon, reto, útero, vesícula biliar, rim, fígado, mieloma múltiplo, esôfago, ovário, pâncreas, próstata, estômago e tireoide, segundo a Organização Mundial da Saúde (OMS). No Brasil, a incidência desses 14 tipos de câncer corresponde a mais da metade do total de casos da doença diagnosticados por ano.

Hoje, se sabe que há uma razão biológica para haver essa relação, com mecanismos moleculares ou metabólicos bem descritos. É o caso da insulina. A obesidade causa resistência à insulina, gerando inflamações sistêmicas e doenças metabólicas, e aumento da proliferação celular.

Não podemos afastar outros fatores como sedentarismo, álcool e fumo na incidência de câncer,

> MAS, COM CERTEZA, O FATOR
> MAIS IMPORTANTE E MODIFICÁVEL
> NA PREVENÇÃO DO CÂNCER
> **É A ALIMENTAÇÃO.**

DÁ PARA COMER SAUDÁVEL SEM APERTAR O ORÇAMENTO SIM!

Se você acredita que manter uma alimentação saudável só é possível com um investimento financeiro alto, quero te dizer que essa é uma inverdade. É possível comer saudavelmente sem apertar o orçamento. Querem ver?

1. Prefira alimentos como frutas, legumes e verduras da estação – além de terem valores mais acessíveis, estão menos sujeitos a receberem uma grande carga de agrotóxicos. Essa é uma opção caso o consumo de orgânicos seja um limitante.

2. Elimine da lista de compras os refrigerantes, sucos de caixinhas, biscoitos, embutidos. Além de terem um valor elevado, têm "zero valor nutricional". Em lugar de gastar dinheiro com esses produtos, que tal ir a feira ou quitanda mais próxima e investir na fruta "in natura"? Na verdura e no legume?

3. Se possível, cultive uma horta em casa. Se for de temperos, melhor ainda! Assim, você poderá (utilizar) dar adeus a condimentos ultraprocessados.

4. Seja criativo, prepare suas refeições! Priorize comida de verdade e, em lugar de comer fora, leve uma marmita de sua casa! Além de saudável, seu bolso agradece!

Os alimentos são vitais para alcançarmos nossa transformação e obtermos saúde

Eles fornecem para o organismo o material necessário para o processo metabólico que nutre a vida. São os melhores remédios. Você já deve ter ouvido por aí a célebre frase de Hipócrates – o pai da medicina – que diz: "Que seu alimento seja seu remédio"! De fato, maior verdade não há!

Quando são adequados para o nosso corpo e devidamente digeridos, contribuem para nos tornar saudáveis. Quando a dieta não é compatível com nossas características individuais e necessidades energéticas, sofremos de desequilíbrios físicos e psicológicos. Nossa saúde, nosso peso ideal, nosso equilíbrio corporal, nossa estabilidade emocional, nossa acuidade mental e nosso bem-estar geral dependem do que conseguimos ingerir e digerir.

São vários os caminhos em que o universo interage com você, e a alimentação, com certeza, é um dos mais influentes. Permita que isso aconteça, estabelecendo uma relação perfeita com uma saúde plena, de maneira que você chegue bem na sua velhice e alcance uma longevidade saudável e sustentável!

> *É como dizem: "Onde a alimentação é realizada com comida de verdade, o médico normalmente não é necessário; onde a alimentação é ruim, o médico geralmente não faz diferença".*

Eixo 2 | Hidratação

Você sabia que 70% do seu corpo é composto de água? Com base nesse dado, dá para imaginar o quanto este é um líquido vital para o bom funcionamento de seu organismo, certo?

Há pelo menos 9 sinais que podem indicar que você não está ingerindo água o suficiente:

1. Dor de cabeça
2. Cansaço
3. Dor nas articulações
4. Inchaço
5. Boca seca
6. Pele seca
7. Prisão de ventre
8. Metabolismo lento
9. Mau humor

Dicas

Se você tem dificuldade de ingerir líquidos, deixe uma garrafa de água de 1,5 L próximo a você e vá bebendo aos poucos, ao longo do dia. Principalmente os idosos devem criar esse hábito. Essa parcela da população não costuma sentir sede, portanto, nada de esperar ela vir para beber líquidos!

Quando você espera a sede chegar para se hidratar, é porque seu organismo já está em estado crítico.

Eixo 3 | Exercício físico

Vida sedentária não é vida, é esperar a morte mais cedo, sem reação.

Dr. Jacques Waisman

Movimentar-se praticando exercícios físicos, é um dos focos para se conquistar uma vida mais equilibrada, com mais energia e distante das doenças, que tanto já exemplificamos aqui.

É recomendadíssimo iniciar a prática regular de exercícios físicos em qualquer idade, independentemente de histórico anterior de vida sedentária, desde que acompanhada por um profissional habilitado para respeitar os limites de cada etapa da vida. O exercício físico estimula a liberação de neurotransmissores que trazem a sensação de prazer, gerando bem-estar à mente.

Cientistas fizeram algumas contas e chegaram à conclusão de que práticas sedentárias, como ficar sentado tempo demais, fazem muito mal ao organismo, e a chance de morrer é até 27% maior se você ficar sentado oito horas por dia ou mais.

A Organização Mundial da Saúde, inclusive, recomenda **pelo menos 30 minutos de atividade por dia** para sair da zona de sedentarismo. Há também estudos que demonstram os benefícios da prática de pelo menos uma hora de atividade moderada para reverter um prognóstico de má saúde, como o "Association between physical exercise and mental health in 1.2 million individuals in the USA between 2011 ans 2015: a cross-sectional study", publicado em 2018, no *The Lancet*.

> Em um dos artigos da série de 2012, calculou-se que mais de 5 milhões de pessoas morrem, anualmente, **por falta de exercício físico.**

As consequências na saúde também são mensuráveis. Um em cada dez casos de câncer de colo e de mama poderia ser evitado se todos praticassem exercícios. O mesmo raciocínio vale para doenças coronarianas, diabetes e até demência.

Se você não faz parte dessa estatística, parabéns, tomou a decisão correta; se você ainda faz parte dela, está esperando o que para começar e se prevenir? Tenha uma vida saudável e viva com mais qualidade o mais longe possível. Inclusive, que tal experimentar começar o dia já revigorado? **Vamos lá!?**

Deixo aqui 5 razões para colocar seu alarme para tocar e ir mexer seu corpo!

Foco: um treino pela manhã vai liberar o resto de seu dia e permitir que você foque nas coisas que precisa fazer. A gente percebe que uma mente limpa que vem de um treino cedo traz paz e serenidade para planejar o dia.

Prioridades: todos nós temos boas intenções para estabelecer planos de começar a treinar, mas com os dias, o tempo fica tão ocupado que a gente não prioriza os exercícios. Quantas vezes suas intenções de entrar em forma foram para o lixo porque seu dia se tornou tão corrido que não deixou nem tempo nem energia para cuidar de seu corpo? Levantando-se cedo e indo para o treino, seus planos sempre darão certo.

Seja positivo: melhore seu humor com o aumento natural de hormônios saudáveis. Os exercícios promovem liberação de endorfinas no seu corpo. Começando seu dia com um treino pela manhã isso irá gerar uma sensação de felicidade e positividade que impactará sua vida e a vida das pessoas com quem entrar em contato durante todo o dia.

Alcance suas metas: o sucesso e a sensação de alcançar uma meta irá construir sua autoconfiança. Estabelecendo bons hábitos e treinando cedo, você está alcançando a meta de ser ativo. A autoconfiança é um efeito colateral positivo que vem da determinação e do sucesso.

Metabolismo: treinar pela manhã pode ajudar você a queimar gorduras extras ao longo do dia. Iniciando o dia com exercícios, você dá uma incrementada no metabolismo e força seu corpo a usar a energia para se regenerar durante o dia. Os exercícios podem melhorar sua taxa metabólica basal, que pode fazer seu corpo queimar calorias de forma mais eficiente.

"Dr. Jacques, mas por que devemos fazer exercícios diurnos?"

Veja bem. Você até pode praticar em outros horários, sem dúvida, o importante é se manter em movimento. Entretanto, preciso dizer a você que, por natureza, somos seres diurnos, e o astro-rei exerce um poder de energizar qualquer ser com essas características. São diversas as reações enzimáticas, bioquímicas e metabólicas que a exposição adequada à luz solar nos proporciona.

Mindset contra o sedentarismo

Você leva uma vida sedentária? Ok, não se acanhe ao responder com sinceridade! Saiba que encarar e ser verdadeiro consigo mesmo é o primeiro passo para a transformação! Admitir é o "**START**" para seguir em frente!

O sedentarismo pode ser definido como ausência de exercícios físicos necessários para manter a saúde da pessoa. E é um dos principais **fatores de risco** para a saúde, tornando-se um potencializador de diversas doenças, como a obesidade, a hipertensão arterial e o diabetes.

E se você não pratica nenhum exercício ou atividade física, passa muito tempo com o corpo inativo, saiba que você está levando uma vida sedentária.

> ABANDONAR O SEDENTARISMO NÃO É UMA TAREFA FÁCIL, POR ESSE MOTIVO, DAREI ALGUMAS DICAS PARA VOCÊ INICIAR ESSA NOVA JORNADA:

1. Avaliação médica é fundamental: antes de tudo, é necessário consultar um médico para realizar um *check-up*, avaliando suas condições clínicas.

2. Comece devagar: é muito importante começar com calma, com exercícios orientados por um profissional de educação física. Pessoas que não possuem o hábito e estão iniciando podem provocar lesões no corpo, devido a exercícios inadequados.

3. Motivação: escolha um exercício que te dá prazer, que te faça sentir motivado. Assim, ficará mais fácil mudar sua rotina e até criar um novo hábito.

4. O mais importante: entenda que é necessário exercitar o corpo de forma regular, pois isso lhe possibilita conquistar uma vida mais saudável.

5. **Mude a sua mente para mudar o seu corpo!**

Eixo 4 | Sono

É durante o período do sono que o corpo realiza importantes funções que afetam, diretamente, a saúde e, além disso, uma boa noite de sono faz uma grande diferença no desempenho do organismo no dia seguinte.

Com a falta de tempo por causa da vida corrida das pessoas, o tempo de sono é um dos principais afetados, o que acaba por causar mais estresse, dificuldade de concentração, raciocínio lento, alteração no humor, além de deixar o organismo mais susceptível a doenças crônicas, a exemplo da obesidade, hipertensão e do diabetes. O recomendado é dormir entre 6 e 8 horas por noite, mas precisa ser um sono de qualidade, independentemente do tempo.

Para isso, é necessário fazer refeições leves a partir das 18 horas e exercitar-se, regularmente, bem como se possível, praticar técnicas de meditação ou de yoga, que ajudam a diminuir a tensão do dia a dia e aumentam a sensação de bem-estar e relaxamento antes de dormir.

Evite o uso de equipamentos eletrônicos, mantenha a temperatura do quarto adequada e escureça o ambiente.

Investir em um bom colchão e travesseiros são outras dicas de como conseguir uma boa e descansada noite. Faça a sua parte e tenha um bom sono. Sua saúde agradece!

Alimentação como aliada

A má qualidade de sono pode causar insônia, falha na memória e outros problemas que atrapalham a qualidade de vida. Mas você sabia que ter uma alimentação saudável pode melhorar a qualidade do seu sono? Isso mesmo, alguns alimentos podem contribuir para que tenhamos uma boa noite de sono, baseados em substâncias que auxiliam no restabelecimento do equilíbrio do nosso corpo durante a noite.

Confira a relação de alimentos que irão te auxiliar a ter uma boa noite de sono:

BANANA	possui papel importante na produção de serotonina, substância perfeita para aliviar os sintomas da insônia.
ABACATE	fonte de magnésio e de nutrientes que controlam os níveis de cortisol, hormônio ligado à ansiedade e ao nervosismo.
CAMOMILA	aumenta os níveis de glicina, um aminoácido que possui um leve efeito sedativo, relaxa músculos e o sistema nervoso.
MARACUJÁ	além de ser fonte de vitaminas do complexo B, o maracujá tem a finalidade calmante e auxilia no relaxamento antes de dormir.

Não se esqueça de que a combinação de uma alimentação saudável, exercícios físicos e a disciplina diária podem influenciar no seu sono.

Estresse: um inimigo da boa noite de sono

O estresse psicológico crônico tem um efeito profundo deletério em muitos aspectos da sua saúde, dede a parte mental até parâmetros físicos.

Anthony Ong, do The Pennsylvania State University (Pensilvânia, EUA), e seus colegas estudaram 870 adultos, achando que os que tinham dificuldade em manter perspectivas emocionais positivas durante períodos de estresse tendiam a ter um risco mais elevado de marcadores inflamatórios, em particular, a interleucina-6 e proteína C-reativa. Como resultado, existe um risco aumentado de doenças cardiovasculares e doenças autoimunes. Percebem como está tudo interligado?

> O que comemos, como dormimos,
> como lidamos com os desafios da rotina diária,
> **tudo isso gera frustração e estresse.**

Os adultos que não conseguem manter uma positividade quando confrontados com agentes estressores na vida cotidiana parecem ter níveis elevados de IL-6, um marcador da inflamação, os autores do estudo orientaram:

"Esses resultados adicionam evidência de que a exposição intensa a agentes estressores diários é responsável por danos à integridade da saúde".

Sei que já falamos de estresse aqui, quando abordei os sabotadores, no capítulo 3. Mas quero reforçar esse assunto, aqui, no contexto de nosso foco e de nossos eixos para alcançarmos uma visa saudável.

Compreendam que **nosso organismo, por natureza, procura manter o equilíbrio interno**, para que todos os órgãos trabalhem em harmonia. Quando ocorre uma experiência estressora, positiva ou não, nosso corpo se esforça para se adaptar à nova situação, liberando substâncias bioquímicas conhecidas como adrenalina e cortisol. O desgaste orgânico ocorrerá se a produção dessas substâncias for excessiva ou prolongada (estresse crônico), gerando sérios problemas no organismo, como queda do sistema imune e alteração nos padrões do sono e sua manutenção.

Você se considera uma pessoa notívaga ou diurna? Compreenda por que isso importa!

Como disse a você, naturalmente somos seres diurnos! Então, quando trocamos o dia pela noite pode haver impacto em nossa saúde física, mental e emocional. A pesquisa divulgada na publicação científica *Chronobiology International* analisou dados de 433 mil pessoas de 38 a 73 anos e concluiu que aquelas que se definem como "notívagas" têm 10% mais chances de sofrer uma morte prematura do que aquelas que se dizem "diurnas". Comparando as pessoas "notívagas" com as "diurnas", constatou-se que as primeiras também tinham uma chance 90% maior de ter problemas psicológicos e 30% maior de desenvolver diabetes.

Como obter uma boa noite de sono?

Você quer ter noites tranquilas? Vou te ensinar alguns bons hábitos para dormir bem!

1. Comece estabelecendo horários, seguindo uma rotina, pois criar hábitos faz bem para o organismo.

2. Não pense nas suas tarefas do dia seguinte, muito menos tenha pensamentos negativos sobre o que já passou. Pensar muito em problemas pode deixar você ansioso e fazê-lo perder o sono.

3. Durma em ambientes escuros e com temperatura agradável. Verifique se o seu colchão está adequado, pois o colchão errado pode influenciar nos distúrbios do sono e causar dores no corpo quando você acordar.

4. Desligue todos os aparelhos eletrônicos antes de dormir.

Eixo 5 | Mente e *mindfulness*

> Somos o que pensamos. Tudo o que somos surge com nossos pensamentos. Com nossos pensamentos, fazemos o nosso mundo.
>
> **Buda**

Cuidar da saúde mental é tão importante quanto cuidar do corpo. Portanto, é essencial dar atenção às duas questões da mesma maneira: com muitos cuidados preventivos e sempre alerta aos sinais da mente e do corpo.

Portanto, a manutenção de nosso cérebro é o que considero o 5º foco onde você deve empreender sua energia!

Confira 5 dicas que poderão te ajudar a ter uma saúde mental melhor e, assim, viver com mais qualidade de vida:

1. **Melhore a qualidade de seus relacionamentos** – Não dê espaço às brigas por bobagens e cultive suas amizades de maneira saudável. Encontre-se pessoalmente com seus amigos, familiares e cônjuge para conversar e ter um bom papo. Dedique-se aos seus entes queridos! Não deixe que a rotina te sufoque e separe você deles.

2. **Procure ler mais** – A leitura exerce um poder de manter o nosso cérebro sempre jovem, além de desafiar a nossa mente continuamente, contribuindo sobremaneira na nossa saúde mental.

3. **Menos redes sociais e mais vida real** – A vida real precisa, e deve, ser mais interessante do que a virtual. Aproveite mais a vida como ela é.

4. **Atividade física é essencial** – Pratique sempre! Atividade física é imprescindível para a sua saúde física e mental. Aquele dia estressante pode ser superado com um bom exercício físico, no qual você conseguirá descarregar as tensões da rotina.

5. **Chega de procrastinar** – Não deixe para amanhã o que você pode fazer hoje. Pense que, agindo assim, você terá tempo para produzir mais e melhor, ou até descansar um pouco no dia seguinte.

Meditação e saúde mental

Você sabe como seu corpo e sua mente reagem à prática regular da meditação? Além dos benefícios mais clássicos, como a redução do estresse e da ansiedade do praticante, a meditação provoca, também, alterações fisiológicas no corpo humano. O cérebro é o primeiro a ser positivamente afetado pelas práticas meditativas. A ativação de certas áreas cerebrais, como as relacionadas ao bem-estar, faz com que o cérebro desenvolva novas e saudáveis conexões a partir da meditação. Já as células do organismo são preenchidas com mais energia, o que resulta em sensações de alegria, paz e energia. O sistema imunológico fica fortalecido e, assim, menos suscetível a doenças.

A saúde mental se beneficia com a prática da meditação de diversas maneiras. Estimular a criatividade, a inteligência e a memória são algumas delas, mas, além disso, há um evidente aumento do bem-estar e da autoestima. A prática meditativa ajuda, ainda, no desenvolvimento da intuição e em uma maior estabilidade emocional. Assim, desligar-se, por alguns minutos que seja, do mundo virtual e real e conectar-se com o seu eu interior traz, ao praticante da meditação, uma relevante melhora em sua qualidade de vida.

> Quando meditamos, o principal objetivo é limpar a mente de pensamentos tóxicos, aumentar a concentração e **proporcionar o relaxamento.**

Inserir a meditação no seu dia a dia é uma ótima forma de relaxar e prevenir doenças.

ESSES SÃO ALGUNS DOS BENEFÍCIOS QUE ESSE HÁBITO PODE LHE PROPORCIONAR:

⇨ **Alívio do estresse:** quando você medita diminui os hormônios do estresse: epinefrina, adrenalina e cortisol.

⇨ **Melhoria do sistema imunológico:** o relaxamento causado pela meditação age diretamente na enzima telomerase, que quando ativada aumenta a longevidade nas células.

⇨ **Redução dos sintomas depressivos:** a meditação pode ser uma prática integrativa e complementar nos casos de depressão crônica ou grave, auxiliando na redução dos sintomas e acelerando a recuperação do paciente depressivo.

⇨ **Aumento de energia:** meditar constantemente traz mais energia e disposição para o corpo, além da sensação de bem-estar.

⇨ **Redução de dores:** a meditação é um poderoso analgésico. Depois de meditar, a atividade cerebral diminui em áreas relacionadas à dor. Tire alguns minutos do seu dia para você! Respire, relaxe e sinta a paz.

Conhecendo conceitos para expandir a mente:

Mindfulness

Esse é um conceito que consiste em praticar a atenção plena! Voltar nossos pensamentos sintonizam o que estamos sentindo no momento presente, em vez de repetir o passado ou imaginar o futuro.

Mantenha a mente em atenção plena, este é o objetivo da prática da *Mindfulness*. A técnica de meditação é recomendada para aumentar o foco no que realmente importa. Tente estabilizar-se, procure uma posição confortável em local silencioso, respire profundamente, perceba as distrações, as sensações do corpo e deixe-as passar. Mantenha a respiração como âncora da sua mente momento a momento. Ao encerrar a prática, traga sua atenção de volta às sensações do corpo naquele instante, lentamente.

Mindful eating: comer consciente – uma prática do equilíbrio mental associada à alimentação

Trata-se de uma forma de atitude que ajuda a reconhecer as emoções e sensações relacionadas ao ato de alimentar-se e gerenciá-lo. Ela ajuda a vencer diversos comportamentos relacionados com a alimentação, como ansiedade, depressão e distúrbios alimentares.

Envolve um estado de atenção total aos desejos e experiências físicas ao se alimentar. Em outras palavras:

1. Entender os sinais de fome e comer apenas o necessário para se saciar.

2. Concentrar-se no ato de comer sem distrações.

3. Saber distinguir a diferença entre a fome real e a mera vontade de comer.

4. Usar todos os sentidos para sentir texturas, sabores, cheiros, cores e sons.

5. Degustar o alimento.

6. Entender os sinais da fome física e comer apenas até estar saciado.

7. Perceber a aparência do alimento e o efeito sobre os seus sentimentos.

8. Comer com o objetivo de manter a saúde geral e o bem-estar.

9. Aprender a superar a culpa e a ansiedade relacionadas com os alimentos.

10. Esses aspectos ajudam a substituir pensamentos e reações automáticos por respostas mais conscientes e saudáveis.

Vivemos atualmente numa correria constante. O comércio de alimentos nos disponibiliza muitas opções de comidas. Passamos por isso todos os dias.

Além disso, a tecnologia moderna nos bombardeia com *smartphones*, *tablets*, computadores, televisão etc. Por esse motivo, o ato de comer tem se tornado cada vez mais irracional. Comemos muito rápido. **Até mesmo sem mastigar corretamente.**

Isso nos traz muitos problemas. Quando nos alimentamos, nosso cérebro leva 20 minutos para notar que o estômago está cheio. Se comermos rápido, em menos de 20 minutos, quando o cérebro enviar o sinal de saciedade, já teremos comido além da necessidade.

Aí é onde entra a necessidade de aprender a comer conscientemente. Isto irá restaurar sua atenção para que coma devagar, tornando o alimentar-se um ato racional, em vez de automático.

O importante é você entender os gatilhos mentais que o fazem comer, mesmo quando não está com fome, e trabalhar sua forma de se alimentar conscientemente.

Como manter a mente limpa?

A contaminação espiritual da mente humana acontece quando nos detemos demais aos aspectos materiais da nossa existência.

Nascemos com capacidade para viver plenamente, porém, se essa capacidade não for treinada e exercitada, ela diminui. A fé no bem e nas atitudes positivas promove transformações. Promova em sua vida o otimismo, práticas saudáveis e busca de conhecimento.

ALGUMAS ATITUDES ENCORAJADORAS QUE APRENDI A COLOCAR EM PRÁTICA E QUERO COMPARTILHAR COM VOCÊ

⇨ Reconheça seus erros;

⇨ Aprenda diariamente;

⇨ Sorria mais;

⇨ Não manipule as pessoas;

⇨ Aprenda a conviver com as diferenças;

⇨ Compartilhe seus pensamentos;

⇨ Seja você mesmo;

⇨ Separe um tempo diariamente para agradecer a Deus.

Conclusão

Esses 5 eixos que compartilhei com você podem ser o segredo para você dar o "**START**" na sua jornada rumo ao sucesso. Colocá-los em prática poderá te auxiliar a se manter no foco e alcançar seu propósito. Dar esse "**START**" em sua jornada, trata-se de uma escolha pessoal, entretanto, tal como as atitudes, nossos hábitos podem ser modificados para o nosso próprio bem.

A melhor maneira de eliminar os maus hábitos é substituí-los por outros melhores e mais positivos. Concentre-se nas suas qualidades e não nos defeitos, no que você possui, em vez de no que não possui. Não reclame, apenas faça, continue trabalhando e o mundo ao seu redor será diferente.

Pense nisso e seja feliz!

É o "bom e velho" ditado: "Foco, força e fé!". Se você pudesse me ver nesse exato momento, observaria que pisquei com o olho direito enquanto lhe afirmei isso! Sabe por quê? Porque foi assim que consegui chegar até aqui. Um homem fadado a uma vida de saúde frágil, a um provável envelhecimento ruim, se é que eu envelheceria, e que compreendeu que as escolhas eram a chave determinante que o levariam a ajustar o foco e vencer todas as batalhas, tendo uma excelente saúde física, mental e emocional como troféu que marca essa vitória! **Vamos juntos?!**

Focos do Dr. Waisman

1. Tome mais água.

2. Coma sempre que possível com amigos ou familiares.

3. Procure não deixar a pressa atrapalhar suas refeições.

4. Não deixe de praticar exercícios.

5. Reflita sobre seu estilo de vida, maneje seu estresse.

6. Não se esqueça de dar atenção à sua vida social.

7. Esqueça tudo o que lhe disseram sobre gordura animal.

8. Retire da sua dieta açúcares, farinhas, óleos vegetais, margarina etc.

9. Não se esqueça da proteína.

10. Não seja radical, pratique a alimentação consciente.

11. E, principalmente, durma bem! Durma de forma profunda!

12. E se pensa em mudar a alimentação, não há um dia mais a esperar! Comece hoje! Para falar a verdade: agora!

13. Mas não mude somente a alimentação! Não vai ser suficiente! Mude para ser mais saudável, mais feliz e instigar mais gente a seguir esse caminho saudável!

MUDE PARA A VIDA!!!!

Referências

Adrienne R. Barnoskya, Kristin K. Hoddyb, Terry G. Untermana, Krista A. Varadyb. Intermittent fasting vs daily calorie restriction for type 2 diabetes prevention: a review of human findings. Translational Research. Volume 164, Issue 4, October 2014, Pages 302–311. ttps://doi.org/10.1016/j.trsl.2014.05.013

Annals of Internal medicine, 2006.

Barnosky, Adrienne R. *et al*. Intermittent fasting vs daily calorie restriction for type 2 diabetes prevention: a review of human findings. Translational Research , Volume 164 , Issue 4 , 302 – 311

Beneficial effects of ketogenic diet in obese diabetic subjects

Changes in Diet and Lifestyle and Long-Term Weight Gain in Women and Men

Cordain L, S Eaton B, Sebastian A, Mann N, Lindeberg S, Watkins BA, O'Keefe JA, and Brand-Miller J. Origins and evolution of the Western diet: health implications for the 21st century. Am J Clin Nutr Fevereiro 2005. vol. 81 n. 2 341-354. Disponível em http://ajcn.nutrition.org/content/81/2/341.full#sec-20

Domínguez-Rodrigo M, Pickering TR, Diez-Martín F, Mabulla A, Musiba C, Trancho G, *et al*. (2012) Earliest Porotic Hyperostosis on a 1.5-Million-Year-Old Hominin, Olduvai Gorge, Tanzania. PLoS ONE 7(10): e46414. https://doi.org/10.1371/journal.pone.0046414

Eaton SB 1, Eaton SB 3ª. Paleolithic vs. modern diets–selected pathophysiological implications.Eur J Nutr. 2000 Abr; 39 (2): 67-70.

Estruch R, *et al*. Primary Prevention of Cardiovascular Disease with a Mediterranean Diet. *The New England Journal of Medicine*, 2013.

Estruch R, *et al*. Effects of a Mediterranean-Style Diet on Cardiovascular Risk Factors.

Health Effects of Low-Carbohydrate Diets: Where Should New Research Go? Current diabetes reports. A randomized trial of a low-carbohydrate diet for obesity; https://www.thelancet.com/journals/lancet/article/PIIS0140-6736(17)32252-3/fulltext?elsca1=tlxpr

Johnstone A1. Fasting for weight loss: an effective strategy or latest dieting trend?. Int J Obes (Lond). 2015 May;39(5):727-33. doi: 10.1038/ijo.2014.214. Epub 2014 Dec 26.

Knüppel, A., Shipley, M.J., Llewellyn, C.H. *et al*. Sugar intake from sweet food and beverages, common mental disorder and depression: prospective findings from the Whitehall II study. *Sci Rep 7*, 6287 (2017) doi:10.1038/s41598-017-05649-7. Disponível em <https://www.nature.com/articles/s41598-017-05649-7>

Kristen L. Knutson ORCID Icon &Malcolm von Schantz ORCID Icon. Associations between chronotype, morbidity and mortality in the UK Biobank cohort. Published online: 11 Apr 2018. Disponivel em https://doi.org/10.1080/07420528.2018.1454458

Lakatos P, L, Kiss L, S, Miheller P: Nutritional Influences in Selected Gastrointestinal Diseases. Dig Dis 2011;29:154-165. doi: 10.1159/000323878. Disponível em < https://www.karger.com/Article/Abstract/323878#>

Leandro Fórnias Machado de Rezende, Melina Arnold, Fabiana Maluf Rabacow, Renata Bertazzi Levy, Rafael Moreira Claro, Edward Giovannucci, José Eluf-Neto. The increasing burden of cancer attributable to high body mass index in Brazil. Cancer Epidemiology, Volume 54, 2018, Pages 63-70, ISSN 1877-7821, https://doi.org/10.1016/j.canep.2018.03.006.. Disponível em htttp://www.sciencedirect.com/science/article/pii/S1877782118300900>

Mansueto P1, Seidita A, D'Alcamo A, CarroccioKristen. L.; Icon, Knutson, Orcid; Icon, Malcolm von Schantz Orcid. Associations between chronotype, morbidity and mortality in the UK bobank cohort. Publicado online em: 11 abr. 2018. Disponível em: https://doi.org/1 0.1080/07420528.2018.1454458. Acesso em: 24 out. 2019.

Salas-Salvado J, *et al.* Reduction in the Incidence of Type 2 Diabetes With the Mediterranean Diet: Results of the PREDIMED-Reus nutrition intervention randomized trial. *Diabetes Care*, 2011.

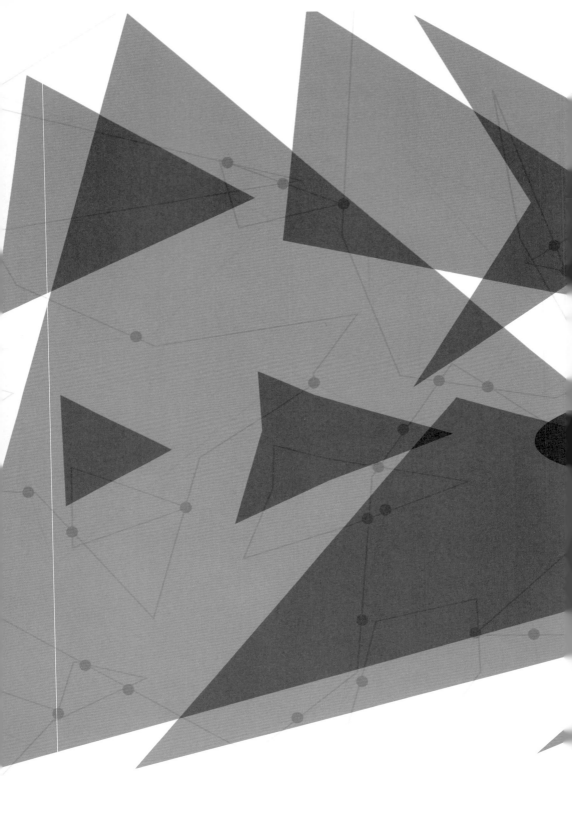

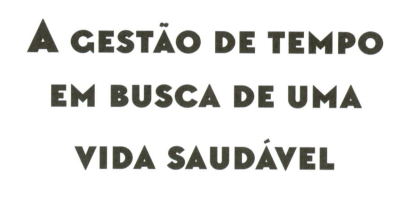
A GESTÃO DE TEMPO EM BUSCA DE UMA VIDA SAUDÁVEL

A maneira com a qual você administra (ou não) o seu tempo pode impactar na sua vida - para o bem ou... para o mal.

Se você tem sentido que 24 horas não têm sido o bastante para realizar suas atividades, se estes 1.440 minutos de seu dia já não lhe são suficientes hoje, o que serão dos 525.600 minutos que você terá ao longo de 365 dias? Como você tem passado seus dias? Como você lida com o seu tempo? Será que você tem respeitado seu tempo? Ou será que o passar do tempo parece estar na direção contrária dos seus interesses?

"Quem não tem tempo para a saúde, vai ter de ter tempo para a doença."

Você já ouviu essa frase do médico cardiologista Lair Ribeiro? Se ainda não ouviu, essa é uma das afirmações mais certeiras que há na atualidade e que eu, como médico, tenho "prescrito" aos meus pacientes e amigos como um "lema de vida".

Mas o que será que isso quer dizer na prática? Antes de mais nada, vamos fazer um exercício de raciocínio.

Imagine que você ganhou um vaso de orquídeas e, com ele, o aviso de que a única coisa que você terá de fazer é mantê-las vivas e tê-las como uma de suas **prioridades.**

Você, então, escolhe cuidadosamente um lugar para deixá-lo em sua casa.

Você começa a aguar, colocar ao sol, à sombra. Conversa com elas e cria laços. Um dia, de repente, surge um imprevisto e você não consegue cuidar dela. Ao chegar em casa, você olha suas orquídeas e elas parecem bem. Você pensa: *"Ah, tudo bem! Elas entenderão que hoje eu realmente não tive tempo para elas"*. Os dias começam a passar e você se lembra de cuidar delas apenas às vezes. Afinal, seu tempo já não é mais o mesmo e você tem muitas coisas para fazer, "muitas prioridades", não é mesmo?

Até que, um dia, ao chegar em casa e olhar para o local onde está seu vaso de orquídeas, você nota que as flores, antes com suas folhas vigorosas, agora estão murchas, fracas. Doentes. Quase sem vida. Quando você se dá conta, se pergunta: *"Meu Deus, o que foi que eu fiz?"*. E, então, percebe que suas orquídeas precisavam de sua atenção diariamente e não apenas em determinados momentos "que lhe eram possíveis" dentro de sua rotina insana. Você se dá conta de que colocou em segundo (até terceiro) plano, aquela que devia ser sua prioridade, e percebe que não há como recuperar o tempo que passou. Que, agora, já é tarde demais. Você precisa correr para tentar reverter ou reduzir os danos. **Será que ainda haverá tempo?**

Essa é uma história fictícia, hipotética, mas que poderia bem ser equiparada à minha ou à sua realidade. No caso, o vaso de orquídeas representa sua saúde, e a dificuldade que houve em encontrar tempo para cuidar delas, simboliza a maneira com a qual nos relacionamos com a nossa saúde. Enquanto não somos impactados negativamente, acreditamos que está tudo bem. Só que nossos comportamentos negligentes em longo prazo podem trazer uma má qualidade de vida ou causar danos severos, até irreversíveis, em nossa saúde. Será que ainda dá tempo? Depende do que você quer para sua vida:

> será que ainda ficará dando desculpas para deixar sua saúde em segundo plano ou você quer tomar as rédeas do seu tempo e investi-lo em VOCÊ!? **O que me diz?**

UMA ÓTIMA SAÚDE EXIGE MAIS DETERMINAÇÃO E DISCIPLINA DO QUE QUALQUER OUTRA ESCOLHA DO SER HUMANO!

Diariamente escolhemos nossas prioridades: se vamos organizar nossa rotina e conseguir encontrar tempo para comer bem ou se iremos ter de "fazer um lanche rápido naquele *fast-food*". Ou se vamos nos levantar meia hora mais cedo para nos exercitar ou "dormir apenas mais cinco minutinhos". Gestão de tempo. O que você tem feito com o seu? Talvez agora você se sinta bem fazendo opções como essas. Só que, em longo prazo, sobretudo na medida em que envelhecemos, a conta a pagar lá na frente pode ser alta e você pode perceber que no saldo da sua vida, você está com a saúde no negativo. Sim, nossa saúde de hoje é resultado de nossas atitudes anteriores. Onde você empreende seus esforços e energia, refletirá diretamente na

sua qualidade de vida. E, acreditem,

> "o custo do cuidado é sempre menor que o custo do reparo"
> (autor desconhecido).

O tempo, quando mal administrado, pode roubar suas energias e se tornar um dos sabotadores de sua qualidade de vida, sendo um gatilho para desencadear problemas de saúde, que podem incluir desde dores musculares, enxaqueca, ansiedade, fadiga, estresse, insônia, distúrbios alimentares, irritabilidade, síndrome do pânico, síndrome de Burnout, depressão e tantos outros agravos.

Lembra quando no início do livro contei a você o que me levou a seguir no caminho da medicina do estilo de vida em lugar de me manter na Unidade de Terapia Intensiva?

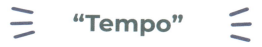

Eu simplesmente comecei a perceber que o tempo estava se esvaindo pelos meus dedos e que as 24 horas do meu dia já não eram mais suficientes para administrar minha rotina profissional nem pessoal, que dirá minha saúde.

Passei a ser refém de uma rotina que eu mesmo criei, na qual a última coisa que eu conseguia enxergar era aquilo que realmente importava: tempo para mim, para minha vida, tempo para minha saúde. Quando você não tem controle do seu tempo, é fácil acabar sentindo-se sobrecarregado, exausto. E isso custou caro, paguei com a piora da minha saúde. Até que despertei e, embora não seja eu o "senhor do tempo", percebi que precisava acordar e fazer com que o tempo passasse a contar a meu favor. Como? Diria que girei a ampulheta da minha vida e resgatei cada grão de areia que já havia caído na direção contrária à conquista da minha qualidade de vida.

Mudei hábitos, **revi comportamentos.** Mesmo quando vinha aquela sensação de "preguiça", eu me propunha a levantar e seguir minha rotina de exercícios. E, quanto mais eu praticava, mais eu me sentia disposto a manter esse ritmo. Descobri que esse era o real combustível: onde eu investisse meu tempo, esforços e energia, seria o ponto de partida para transformar minha realidade, de uma pessoa predestinada a ser mais uma na estatística de doentes crônicos, a me tornar um médico que tem como propósito focar na promoção de saúde em lugar da doença.

> Aprendi que não se trata de "encontrar tempo", mas sim de **"ter o tempo" a meu favor.**

Quem fica sentado esperando, só conseguirá permanecer estagnado, vendo o tempo passar. É isso que você quer para você? Eu, definitivamente, não! Quero olhar para o tempo e ver os anos que tenho pela frente como diferentes oportunidades de evoluir. E não temer pelo que me aguarda no futuro.

Lembre-se: decisões, escolhas e atitudes são pessoais e intransferíveis. Por essa razão, enquanto nada muda, mude você!

Como gerir melhor seu tempo?

Alice: Quanto tempo dura o eterno?
Coelho: Às vezes apenas um segundo.

**Alice no País das Maravilhas
(Lewis Carroll)**

Como fazer para gerir o tempo com qualidade e a seu favor? Preparei aqui algumas estratégias que proponho a vocês experimentarem incorporar no dia a dia e verificar como se sentem.

Faça planejamentos: elenque as atividades que deverá realizar no dia e organize estratégias que lhe possibilitem cumprir suas metas, sejam elas pessoais – como realizar uma série de exercícios – ou profissionais – como concluir um relatório ou preparar uma apresentação.

Defina o que são prioridades: saiba avaliar o que realmente pode se tornar urgente daquilo que pode aguardar.

Não manipule o tempo e circunstâncias: pare de dizer a si coisas do tipo: "Só hoje eu vou comer esse combo *fast-food*" ou "só hoje eu posso dormir mais cinco minutos e faltar à academia, afinal, eu me exercitei ontem". Não use desculpas para furar sua rotina e manipular negativamente seu tempo.

Elimine distrações: tenha foco! Envolva-se integralmente à tarefa que está desenvolvendo. Não deixe que estímulos alheios, como navegar nas redes sociais, lhe roubem a atenção do que realmente importa e o tornem um procrastinador! Lembre--se: o que diferencia veneno de remédio é a dose administrada. Ou seja, se você gastar tempo demais em distrações, o que poderia ser entretenimento ou fonte de informação, pode se tornar agente tóxico e prejudicar sua saúde mental.

Separe tempo para realizar atividades que lhe gerem alegria e satisfação: ir ao cinema, jantar fora, ler um livro, meditar ou viajar. Que tal dedicar ao menos 20 minutos de seu dia para realizar alguma atividade ao ar livre, em contato com a natureza? Passar um tempo do dia assim (em locais como parques, bosques ou praia), especialmente em espaços verdes, é uma das maneiras de melhorar a saúde, gerar felicidade e reduzir o estresse.

Faça escolhas saudáveis: coma alimentos saudáveis, durma o suficiente, faça exercícios regularmente. Gerencie o estresse e faça *check-ups* médicos regulares. Costumo dizer que cuidar de sua saúde é uma forma de autorrespeito!

Invista tempo de qualidade nas pessoas que fazem parte de sua vida: tenha tempo para a família. Encontre amigos. Relacionamentos sociais contribuem com a boa saúde. Elas poderão ser um bom termômetro sobre a maneira com a qual você está gerindo seu tempo. Nada como contar com o olhar e a percepção daqueles que nos amam, nos conhecem e, verdadeiramente, se importam conosco.

Pare de reclamar: pare de reclamar que não tem tempo. Se partirmos do pressuposto de que você é o gestor de seu tempo, pare de se fazer de vítima e comece a focar nas soluções. O que você pode fazer para mudar sua realidade? O tempo de sua vida é seu. Somente você pode tomar as rédeas e ajustar os ponteiros desse seu relógio!

Trabalhe o suficiente: nem mais, nem menos. Aprenda a identificar quando seu rendimento já está comprometido e saiba o momento de dar uma pausa, recarregar e retomar as atividades no próximo dia. O excesso de trabalho e assumir uma postura de *workaholic*, com multitarefas, poderá te tirar da jogada e desencadear doenças como ansiedade e síndrome de Burnout. Acredite: parar é tão importante quanto continuar. Descansar tem sido a chave de sucesso dos maiores empreendedores. Já está mais que comprovado que produtividade está relacionada a hábitos de vida saudáveis.

Encontre maneiras de relaxar: como meditação, yoga ou massagem. Nada melhor para valorizar o tempo do que senti-lo em momentos de relaxamento e equilíbrio mental, físico e espiritual.

Durma bem: se tem algo que rouba nossa capacidade de gerir o tempo é a privação do sono. Se você tem dormido mal, procure identificar as causas e ajustar comportamentos. Procure suporte profissional. O mau sono é um dos sabotadores da boa saúde.

Pratique autocuidado: essa deve ser uma "regra de ouro" que devemos incorporar à nossa vida. Investir tempo em você é o maior ativo em prol de sua saúde que se pode dispor a seu favor. É como quando nos indicam nos aviões, nos avisos de segurança: "Em caso de uma emergência, máscaras de oxigênio cairão sobre suas cabeças. Coloque-a primeiramente em você para então ajudar o outro – seja uma criança, um idoso, quem for". O que isso quer dizer? Se você não estiver bem, respirando, como poderá ajudar o outro"? Autocuidado não é egoísmo, pelo contrário, a gente só dá aquilo que tem. Um valor que aprendi em minha vida e transbordo para minhas atividades profissionais, ensinando aos meus pacientes, é que para que eles conquistem saúde, independência e qualidade de vida, eles têm de ter tempo de qualidade para cuidar de si mesmos.

Lembre-se: nossa vida é como um sopro e o tempo terá dois caminhos, ou correrá a nosso favor, ou será nosso mais voraz inimigo!

 Portanto, procure usar o tempo a seu favor.

Todos os dias temos a oportunidade de tomarmos atitudes diferentes, que nos permitem nos transformar e modificar as circunstâncias.

Faça por você o que ninguém pode fazer, seja você, o que você gostaria que todo ser humano fosse, **orgulhe-se da pessoa incrível que você se tornou!**

Referências

Hon, K. Yuen; Jenkins, Gavin R. (2019). Factors associated with changes in subjective well-being immediately after urban park visit, International *Journal of Environmental Health Research*. Doi: 10.1080/09603123.2019.1577368. Disponível em: https://www.tandfonline.com/doi/abs/10.1080/09603123.2019.1577368?journalCode=cije20. Acesso em: 25 out. 2019.

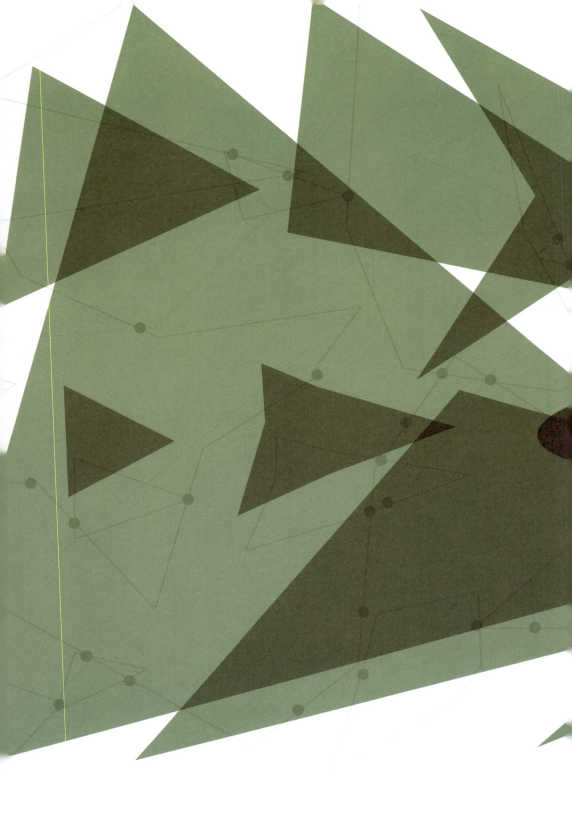

Envelhecendo com propósito

Eu não trabalho com longevidade,
trabalho com saúde.
O prolongamento da vida será
o efeito colateral disso.

**Aubrey D. N. J.
De Grey, PhD**

Mais do que um capítulo na sua história, um novo livro em sua vida

▶ **Como você se sente ao pensar sobre a perspectiva de envelhecer?** Como imagina sua velhice? Ou, se já alcançou essa etapa, qual sua percepção frente à essa nova fase de sua vida?

Guarde bem esses questionamentos, pois te convido a refletir sobre eles comigo logo mais à frente, combinado? Primeiramente, vamos compreender o que é o conceito de "envelhecer bem". E isso tem tudo a ver com o que falamos no capítulo anterior, sobre a gestão de tempo e o autocuidado como ferramentas a favor da saúde! **Pronto para começar?**

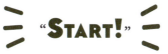

Diferentes faces da velhice

A velhice é igual para todos? De certo que não. Pelo contrário. O "envelhecer" trata-se de um fenômeno extremamente heterogêneo.

Saber disso deve ser motivo não para se lamentar, mas para cuidar muito bem do corpo e da mente, com base em suas especificidades. Você é um ser único. Não há dois de você por aí. Da mesma maneira, não há como duas pessoas envelhecerem de maneira semelhante.

Idade cronológica x biológica

Se você não soubesse quantos anos tem,
qual idade você se daria?

Confúcio

Os dias de vida que você tem, contados desde o momento de seu nascimento, referem-se à sua idade cronológica. Se você nasceu em janeiro de 1981, no ano de 2019, tem 38 anos de idade. Agora, a idade biológica refere-se ao estado de saúde de seu organismo. **O que isso quer dizer?** Que uma pessoa aos 38-40 anos de idade pode ter um organismo de uma de 60.

Por esse motivo, é possível observarmos hoje muitas pessoas com 60 anos de idade com mais vigor e disposição do que indivíduos com metade desse tempo de vida. Nestes meus mais de 50 anos de idade, posso dizer com convicção de que essa é uma realidade!

Com o envelhecimento, algumas perdas biológicas são inevitáveis.

Permita-se envelhecer com autonomia, dignidade e independência. Portanto, suas escolhas decidirão tudo!

Como é o processo de envelhecimento do ser humano?

Envelhecer consiste em transformações dinâmicas, que envolvem aspectos biológicos, físicos, ambientais, comportamentais, sociais e emocionais.

Estudos como os de pesquisadores da Universidade de Cambridge (B. J. Allison, *et. al*; 2016) apontam que, apontam que, embora comecemos a envelhecer desde o dia em que nascemos, o "ápice", aquele momento que marca de fato o início desse processo, se dá próximo aos 28 anos de idade.

> Com o tempo, as alterações fisiológicas que ocorrem no corpo humano levam à chamada **"senescência"**, que significa o declínio das funções biológicas e da capacidade de se adaptar ao estresse metabólico.

A ciência já descobriu que o desempenho de muitos órgãos como o coração (para se ter uma ideia, a quantidade de sangue bombeada pelo coração diminui gradativamente em 50% entre os 20 e os 90 anos), os rins, o cérebro ou os pulmões mostram um declínio gradual de função ao longo da vida. Parte desse declínio é devido a uma perda de células, chamado apoptose celular, decorrente da redução de reservas que podem ser responsáveis por manter seu bom funcionamento, e também com as quedas naturais dos níveis hormonais (menopausa e andropausa).

As principais pausas hormonais: menopausa e andropausa

A **menopausa** é considerada um marco de envelhecimento hormonal na vida das mulheres que não deve mais ser temido ou visto com desconfiança ou algo ruim. Ela delimita o fim do ciclo menstrual, o que significa o término de seus anos de fertilidade. O organismo feminino sofre diversas alterações hormonais que podem ser detectadas e ajustadas por meio da análise dos níveis hormonais, como estrogênio, progesterona e testosterona.

Muitos homens ainda acreditam que a "pausa hormonal" é coisa de mulher. Errado! A verdade é que desequilíbrios hormonais afetam tanto as mulheres como os homens. Pessoas do sexo masculino podem enfrentar a **andropausa**. Trata-se do declínio relacionado à idade da produção e atividade hormonal da testosterona. Isso traz um espectro de mudanças físicas, como declínio da massa muscular, perda de libido e falta de energia. A deficiência de testosterona pode também ser causa de disfunção erétil.

Assim como no caso das mulheres, um acompanhamento médico é essencial para analisar as alterações hormonais e, assim, poder avaliar a necessidade de uma reposição para a manutenção do sistema hormonal e melhora dos sintomas de cada um, **seja homem ou mulher**!

Nossa massa muscular passa por uma gradativa diminuição. Daí um dos motivos para que eu e tantos outros colegas insistirmos com tanta ênfase na prática de atividades físicas como ferramenta para chegar bem à velhice. Exercícios podem prevenir a diminuição da massa muscular magra relacionada à idade – uma condição chamada de sarcopenia, que pode causar doenças importantes, **inclusive levando à morte.**

Fatores genéticos e ambientais também impactam na maneira como envelhecemos, como exposição a certos produtos químicos (como agrotóxicos em excesso e os disruptores endócrinos, como BPA, metais pesados e tantos outros). O tabagismo ou a falta de exercício e o sedentarismo também podem contribuir para o prejuízo da atividade mental e reduzir a capacidade cognitiva – comportamental em idosos, levando a prejuízos, como a exclusão social e o abandono.

O que fazer para manter a boa performance do organismo em seu máximo potencial durante o envelhecimento?

Responderei a essa questão com outra pergunta:

Como está seu comportamento atualmente?

Seus hábitos é que irão ser responsáveis pelo melhor funcionamento de seu organismo.

Por meio dos 5 focos que compartilhei com vocês no capítulo anterior, é possível alcançar uma velhice mais ativa, saudável, com autonomia, dignidade e independência, com menor risco de doenças crônicas degenerativas, que poderão comprometer seu envelhecimento.

Envelhecimento, a mente e a cognição

Entre as mudanças mais importantes na cognição decorrentes de um envelhecimento, digamos "normal", estão o declínio no desempenho de tarefas que exigem um processo de raciocínio e ação imediatos ou a redução da capacidade de tomar decisões.

> Estudos (como o de Murman DL; 2015) mostram que mudanças estruturais e funcionais no cérebro correlacionam-se com essas mudanças cognitivas relacionadas à idade, incluindo alterações na estrutura neuronal e perda de sinapses (que são as conexões entre os neurônios).

Há evidências mais do que suficientes de que estilos de vida saudáveis podem diminuir a taxa de declínio das funções orgânicas observado com o envelhecimento e ajudar a retardar o aparecimento de sintomas no contexto de doenças associadas à idade, como hipertensão, diabetes, síndromes metabólicas, entre outras.

De fato, nosso cérebro também pode ser impactado (e muito) com o avançar da idade, se não cuidarmos dele da mesma maneira que damos atenção ao nosso corpo.

Sim, é verdade. Com o avanço da idade, há normalmente uma pequena perda de neurônios (células nervosas) no cérebro. Mas há casos graves em que pessoas evoluem para demências, como a doença de Alzheimer, a mais comum delas, em que a capacidade de raciocínio, memória, aprendizagem e tantas outras funções básicas fica comprometida.

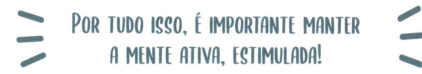
Por tudo isso, é importante manter a mente ativa, estimulada!

Sim, é indicado praticar exercícios para a mente também! Você pode aprender um novo idioma, praticar o hábito da leitura, uma nova receita culinária, seja o que for!

Envelhecimento e emoções

Como ficam nossas emoções na medida em que envelhecemos? Idosos são, muitas vezes, tidos como seres solitários, sem esperança e que vivem tristes. Na última década, no entanto, a ciência tem demonstrado que tais visões negativas são infundadas. Embora muitas pessoas estejam, de fato, enfrentando crescentes problemas físicos, estresse psicológico, perdas sociais e maior dependência no fim da vida, a maioria dos idosos está bem ajustado emocionalmente durante a maior parte de seus últimos anos.

Pesquisas sobre envelhecimento emocional sugerem que a maioria dos idosos desfruta de altos níveis de bem-estar afetivo e estabilidade emocional entre 70 e 80 anos.

De fato, nossas emoções desempenham papel fundamental em nossa vida.

Pessoas mais velhas geralmente sentem menos estresse e remorso, se concentram menos em informações negativas e são mais capazes de regular suas emoções. Com isso, podem ser felizes e ter, nas suas emoções, verdadeiras aliadas de uma velhice mais leve e completa para si!

O que é e como envelhecer bem?

Lembra das perguntas que lancei a você no início deste capítulo?

"Como você se sente ao pensar sobre a perspectiva de envelhecer?
Como imagina a sua velhice?
Ou, se já alcançou essa etapa, qual sua percepção frente à essa nova fase de sua vida?"

Chegou a hora de refletirmos sobre ela juntos! Vamos lá!

Na minha juventude, ser idoso significava ser uma pessoa acima de 50-60 anos de idade, com características físicas compatíveis com a perspectiva do envelhecimento. Por muitos anos associou-se à imagem de que ser velho era necessariamente sinônimo de usar uma bengala, ter cabelos brancos, ser dependente e acumular uma lista de doenças crônicas – como diabetes, hipertensão e tantas outras. De fato, esse é um perfil real, mas que tem sido modificado, principalmente com o advento da prática de uma medicina integrativa e personalizada, voltada à integralidade e especificidade do organismo de cada um, focada em promover saúde em lugar de doença. Que olha a velhice do indivíduo ainda na sua juventude, para que este possa chegar até lá bem, com saúde para desfrutar esse período.

Embora atualmente haja menos preconceito e estigmas quanto ao envelhecimento – graças ao fato de os idosos, cronologicamente falando, estarem demonstrando que podem ter uma biologia jovem – o que observo é que ainda é muito comum se começar a pensar no envelhecimento apenas quando você se torna um idoso; na verdade, deveríamos nos preparar para sermos velhos desde que nascemos! São os comportamentos que temos no decorrer da nossa vida que irão impactar no tipo de velhice que teremos. Somos o resultado de nossas experiências.

> Feliz daquele que descobre que **trabalhar a favor** da velhice é bem melhor do que evitar pensar sobre ela ou tentar fugir dela.

Pelo contrário. Temos de nos preparar para a velhice desde que nascemos! Todo ser vivo nasce, cresce, envelhece e morre. Aprendemos isso ainda na infância, nas aulas de ciências biológicas do colégio. Essa é a jornada esperada para cada um de nós (ao menos deveria ser). A questão é: Como faremos isso?

Não sei se você já se deu conta, mas ser idoso tem se tornado cada vez mais "natural". Inclusive, o mundo em que vivemos hoje está cada dia mais envelhecido. Querem ver? Em 2050, ou seja, dentro de praticamente 30 anos, teremos 2 bilhões de idosos. No Brasil, a expectativa é de que dentro de apenas uma década, já em 2030, tenhamos mais pessoas acima dos 60 anos de idade do que crianças entre 0 e 14 anos de idade no nosso país.

Eu farei parte dessa parcela da população. Serei um desses milhões de brasileiros que nos próximos 10 anos terá atingido a velhice! E mais: espero não apenas entrar nesse grupo, mas subir de nível e ingressar no time de longevos – aqueles que alcançam os 80, 90, 100 anos! (aliás, judeus tem uma expectativa de vida longa! Na minha família meu exemplo é minha mãe que, com 88 anos de idade não faz uso de nenhum medicamento nem possui doenças crônicas – uma raridade ainda em nossa sociedade, diga-se. Ativa e vigorosa, ela se mantém em movimento, praticando exercícios físicos regularmente, como a musculação, e se alimentando com qualidade e quantidades adequadas.

Agora, **qual tipo de idoso você, eu... nós – queremos nos tornar?** Que velhice queremos viver? Para isso, é preciso transformar a perspectiva de envelhecer em um propósito de vida. O segredo para conquistar uma longevidade saudável começa em ter a velhice como um dos focos da vida. Quando ser idoso se tornar um de seus alvos, você passará a fazer escolhas que o permitam chegar lá! E chegar bem! Acredito que chegar bem à velhice tem a ver com 3 palavras "mágicas": independência, **dignidade** e **autonomia**.

> ## Ser longevo é resultado de morrer jovem **o mais tarde possível!**

Com seu *mindset* ajustado, sua mente irá operar em favor desse objetivo, contribuindo para que todo seu organismo e suas emoções possam convergir de maneira a caminharem juntos, nesse mesmo sentido. É preciso ajustar seu *mindset* nessa direção!

A vida pode começar aos 50-60 anos de idade? **COM CERTEZA!** Hoje, após os meus 50 anos de idade, posso dizer que o divisor de águas foi entender que se não fizesse nada por minha saúde e continuasse a permitir que o ambiente, a rotina e o relapso comigo dominassem minha trajetória, estaria confiando na sorte. E, na minha opinião, sorte e saúde não combinam. Ou seja, você, com uma prática de vida saudável, constrói sua sorte na saúde. É você quem deve tomar as rédeas desse processo!

O lema deve ser:

"Envelhecer é natural, mas sentir-se velho não".

Portanto, para dar o "**START**" que você precisa agora, tendo a idade que tiver, é preciso assumir um compromisso consigo mesmo, aceitando que sua saúde é sua responsabilidade e entendendo que "planejar" é sua melhor estratégia para envelhecer bem.

Há alguns aspectos que considero "vitais" para se mudar essa percepção de que velhice é igual à doença para uma visão de que velhice é igual à vida ativa. São eles: continuar a fazer o que gosta, manter-se útil e contribuindo com a sociedade na qual está inserido, praticar exercícios regularmente, realizar exames de rotina, alimentar-se saudavelmente e respeitar as limitações de cada fase da vida.

Em contrapartida, alguns dos inimigos do bom envelhecimento são a má alimentação, o sedentarismo, a baixa estima e a exclusão social.

> Sim, somos seres naturalmente sociáveis
> e viver em isolamento,
> sem conexões pessoais
> – seja com familiares, seja com amigos,
> **impacta negativamente na
> qualidade da saúde de nossa velhice.**

Quando comecei a escrever este capítulo, refleti no que iria compartilhar com você. O que será que você gostaria de saber sobre envelhecer? Propositalmente, escolhi falar sobre velhice com você no encerramento de meu livro, para que você antes tivesse oportunidade de ler e adquirir algumas das ferramentas que lhe possibilitariam compreender que **você pode – você DEVE – envelhecer bem.**

Vamos compreender o que significa este conceito de "envelhecer bem". A Organização Mundial da Saúde (OMS) define

> envelhecimento saudável "como o processo de desenvolvimento e manutenção da capacidade funcional que permite o bem-estar na velhice".

"Dr. Waisman, mas e o senhor? O que acredita que significa envelhecer bem?" Bom, eu, que como disse estou batendo à porta da velhice, concordo com a definição da OMS.

E DIGO MAIS...

Envelhecer – da melhor maneira que pudermos – é uma das maiores vitórias que podemos alcançar. É a certeza de que não passamos a vida em vão.

Espero que você possa experimentar a velhice certo de que foi um bom combatente no enfrentamento da vida. Essa, sem dúvida, é a maior conquista de todos aqueles que, como eu, como você, escolhemos um dia dar o **"START"** que nos possibilitou vencer cada uma de nossas batalhas!

Portanto, se você puder levar com você algo dessa leitura sobre envelhecer bem, eu te diria que são esses os 13 pontos focais chave para te manter firme no propósito de transformar sua história e dar o "**START**" na sua mudança!

1. Aprenda coisas novas.

2. Faça escolhas.

3. Pense na velhice como parte de sua vida (e uma das melhores, se não A melhor).

4. Coma com qualidade nutricional.

5. Mantenha-se em movimento.

6. Conecte-se às pessoas além de ambientes virtuais. Estreite laços, faça amigos. Mantenha o vínculo social ativo.

7. Concentre-se no agora.

8. Faça as pazes com seu passado.

9. Incorpore em sua rotina atividades que lhe gerem prazer e alegria.

10. Perdoe – liberte-se de sentimentos negativos.

11. Descubra seu propósito.

12. Pense sobre a velhice. Prepare-se para envelhecer. Curta essa fase.

13. Dê o "**START**" agora!

Esses são alguns dos segredos que vamos desvendar em meu próximo livro. Até lá, lembre-se:

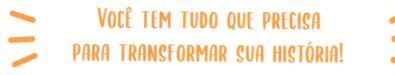
VOCÊ TEM TUDO QUE PRECISA PARA TRANSFORMAR SUA HISTÓRIA!

Mais do que fazer das páginas deste livro apenas uma leitura, te provoco a sair da zona de conforto e escolher colocar em prática tudo o que você absorveu até aqui. Aprendizado + ação geram a verdadeira transformação! Esse é o início de seu processo como protagonista de sua saúde física, mental e emocional, rumo a um envelhecimento bem-sucedido.

Não é a idade, nem o local, nem as restrições que a natureza tenta te impor, é a vontade obstinada e a determinação de seguir em frente em busca da melhor qualidade de vida possível. Esse, inclusive, é um dos ensinamentos que aprendi com minha mãe, Ada Waisman, 88 anos de idade. Nenhuma queixa, nenhum sintoma, nenhuma doença, nenhum remédio. Ativa, uma cognição perfeita e prática o hábito da leitura diariamente.

E você, tem alguma desculpa para não fazer pelo menos igual ou melhor que Dona Ada? Quero finalizar este livro deixando com você essa reflexão: O que você acha que é preciso mudar em sua vida para conquistar a velhice que merece, alcançando uma longevidade saudável e sustentável?

Seja você sempre o primeiro e faça diariamente uma versão melhor de si mesmo.

É como dizem: "Morrer jovem o mais tarde possível".

Conte comigo nessa jornada!
E ela já começou!
#START!

Envelhecer é ao mesmo tempo
uma oportunidade e um desafio
de continuar a viver fazendo
as mesmas coisas que antigamente
só o vigor da juventude permitiria.

**Dr. Jacques
Waisman**

Referências

AMA, Ebner N. C.; Fischer, H. Emotion and aging: evidence from brain and behavior. *Front Psychol.* 2014;5:996. Publicado em: 9 set. 2014. Doi: 10.3389/fpsyg.2014.00996. Disponível em: https://www.ncbi.nlm.nih.gov/pmc/articles/PMC4158975/. Acesso em: 28 out. 2019.

Belsky, D. W.; Caspi, A.; Houts, R. *et al.* Quantification of biological aging in young adults. *Proc Natl Acad Sci U.S.A.* 2015;112(30):E4104–E4110. Doi: 10.1073/pnas.1506264112. Disponível em: https://www.ncbi.nlm.nih.gov/pmc/articles/PMC4522793/. Acesso em: 28 out. 2019.

Ganesan, K.; Habboush, Y.; Sultan, S. Intermittent fasting: the choice for a healthier lifestyle. *Cureus.* 2018;10(7):e2947. Publicado em: 9 jul. 2018. Doi: 10.7759/cureus.2947. Disponível em: https://www.ncbi.nlm.nih.gov/pmc/articles/PMC6128599/. Acesso em: 28 out. 2019.

Levy, R. G.; Cooper, P. N.; Giri, P.; Weston, J. Ketogenic diet and other dietary treatments for epilepsy. *Cochrane Database of Systematic Reviews*, 2012. n. 3, art. Não: CD001903. Doi: 10.1002 / 14651858. CD001903.pub2. Disponível em: https://www.cochranelibrary.com/cdsr/doi/10.1002/14651858.CD001903.pub2/abstract. Acesso em: 28 out. 2019.

Murman, D. L. The impact of age on cognition. *Semin Hear.* 2015;36(3):111-121. Doi: 10.1055/s-0035-1555115. Disponível em: https://www.ncbi.nlm.nih.gov/pmc/articles/PMC4906299/. Acesso em: 28 out. 2019.

Pizzorno, L. Highlights from the Institute for Functional Medicine's 2014 Annual Conference: Functional Perspectives on Food and

Nutrition: The Ultimate Upstream Medicine. *Integr Med* (Encinitas). 2014;13(5):38-50.Disponível em: https://www.ncbi.nlm.nih.gov/pmc/articles/PMC4684110/#b71-38-50. Acesso em: 28 out. 2019.

Scheibe, S.; Carstensen, L. L. Emotional aging: recent findings and future trends. J Gerontol B *Psychol Sci Soc Sci*. 2010;65B(2):135-144. Doi: 10.1093/geronb/gbp132. Disponível em: https://www.ncbi.nlm.nih.gov/pmc/articles/PMC2821944/. Acesso em: 28 out. 2019.

Siparsky, P. N.; Kirkendall, D. T.; Garrett, W. E. Jr. Muscle changes in aging: understanding sarcopenia. *Sports Health*. 2014;6(1):36-40. Doi: 10.1177/1941738113502296. Disponível em: https://www.ncbi.nlm.nih.gov/pmc/articles/PMC3874224/. Acesso em: 28 out. 2019.

Stockman, M. C.; Thomas, D.; Burke, J. Apovian CM. Intermittent fasting: is the wait worth the weight? *Curr Obes Rep*. 2018;7(2):172-185. Doi: 10.1007/s13679-018-0308-9. Disponível em: https://www.ncbi.nlm.nih.gov/pmc/articles/PMC5959807/. Acesso em: 28 out. 2019.

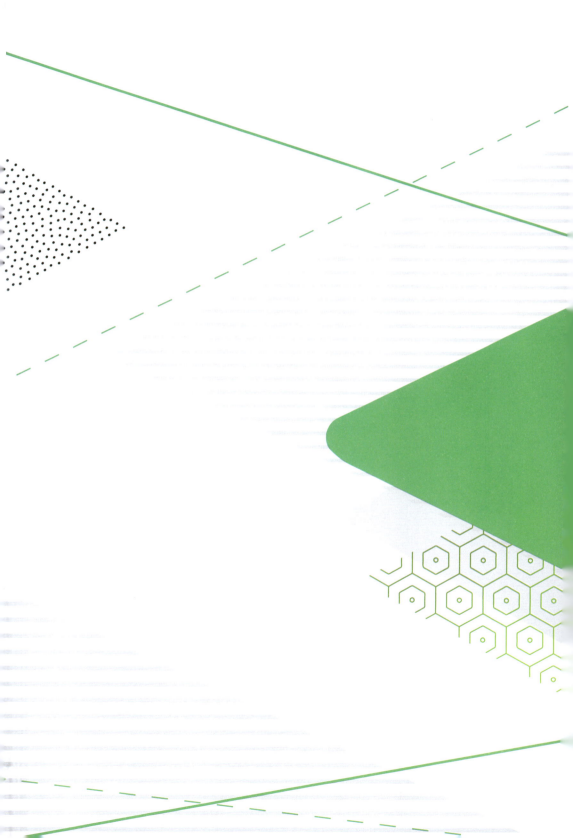

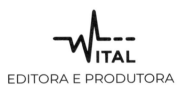

**INFORMAÇÕES SOBRE NOSSAS PUBLICAÇÕES
E ÚLTIMOS LANÇAMENTOS**

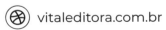 vitaleditora.com.br

 /selovital

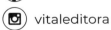 vitaleditora